栄養科学シリーズ

NEXT
Nutrition, Exercise, Rest

食べ物と健康，食品と衛生

食品学各論

小西洋太郎・辻 英明・渡邊浩幸・細谷圭助／編　　**第4版**

日本食品標準成分表2020年版（八訂）準拠

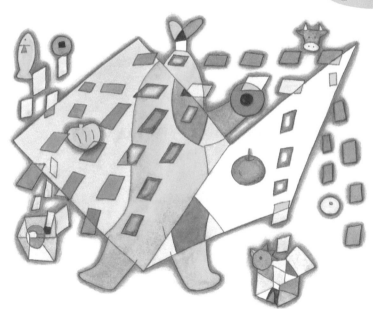

講談社

JN051322

シリーズ総編集

木戸　康博　京都府立大学　名誉教授
宮本　賢一　龍谷大学農学部食品栄養学科　教授

シリーズ編集委員

河田　光博　京都府立医科大学　名誉教授
桑波田雅士　京都府立大学大学院生命環境科学研究科　教授
郡　　俊之　甲南女子大学医療栄養学部　教授
塚原　丘美　名古屋学芸大学管理栄養学部　教授
渡邊　浩幸　高知県立大学健康栄養学部　教授

編者・執筆者一覧

池田　清和　神戸学院大学　名誉教授(2.2)
井ノ内直良　福山大学生命工学部生命栄養科学科　教授(2.3, 2.5)
金　　東浩　大阪公立大学大学院生活科学研究科　准教授(6)
木本眞順美　岡山県立大学　名誉教授(2.1)
小垂　　眞　京都光華女子大学　名誉教授(2.4)
小西洋太郎＊　大阪市立大学　名誉教授(1, 2.7)
佐々木梓沙　京都府立大学生命環境学部食保健学科　助手(2.6)
佐藤　健司　京都大学大学院農学研究科　教授(3.4)
重村　泰毅　東京家政大学栄養学部／短期大学部栄養科　准教授(3.2)
滝本　圭子　京都栄養医療専門学校　講師(2.9)
竹内　弘幸　富山短期大学食物栄養学科　教授(5)
田代　有里　京都府立大学大学院生命環境科学研究科　講師(2.6)
辻　　英明＊　岡山県立大学　名誉教授(2.1)
中村　考志　京都府立大学文学部和食文化学科　教授(2.6)
朴　　恩榮　韓国基督教大学食品栄養学部　准教授(2.6)
古澤　直人　大阪公立大学大学院生活科学研究科　准教授(3.3)
細谷　圭助＊　和歌山大学　名誉教授(8)
松井　元子　京都府立大学　名誉教授(7)
三浦加代子　園田学園女子大学人間健康学部食物栄養学科　教授(4.2, 4.3)
明神　千穂　近畿大学農学部食品栄養学科　講師(2.8)
山田　恭正　梅花女子大学　客員教授(4.1)
渡邊　浩幸＊　高知県立大学健康栄養学部健康栄養学科　教授(3.1)

(五十音順，＊印は編者，かっこ内は担当章・節)

第4版 まえがき

　栄養科学シリーズNEXT「食品学各論」の初版は，五訂日本食品標準成分表に準拠し2001年に刊行された．その後，版を重ね，今回の第4版の刊行は初版から20年経つ．この間，食のグローバル化が加速し，多種多様な食品が輸入される一方で，食の安全性および安定供給への消費者の関心が高まり，いくつかの食品・保健に関する制度の見直しが行われた．たとえば，国レベルによる動植物防疫の強化，食品業者によるHACCPの導入，リスク管理，食品のトレーサビリティの確立などである．直近では2015年に新たな食品表示制度がスタートし，これまで特別用途食品および栄養機能食品に限られていた機能性表示が生鮮食品についても適用できる，画期的な制度になった．

　ところで，少子高齢化はますます進み，また，生活習慣病患者数の増加も止まるところを知らない．そのような情況において，1980年代に提唱された食品の持つ3つの機能性（栄養機能，感覚刺激機能，生体調節機能）という概念は一般に定着しつつあるように思われる．食品の機能性に関する研究も日進月歩である．私たちが健康で健全な食生活を築くうえで，食品の機能性（特に生体調節機能）は今後ますます重視されるであろう．管理栄養士・栄養士には，一般消費者に対して正確な知識と情報の伝達が求められるであろう．

　第4版は，上述のような食に関する社会情勢の変化，食・保健制度の改正に対応し，また，成分値は七訂版（2015年）のエネルギー値の変更によって上梓された日本食品標準成分表2020年版（八訂）に準拠している．食品学各論を学ぶ目的は，先人たちが築き上げた食品・食材の特性と利用についての知見や叡智を私たちの食事に取り入れ，健康な生活を築くことにある．本書のそのようなコンセプトは旧版と変わらず，管理栄養士国家試験出題ガイドライン，栄養士養成施設協会の栄養士実力認定試験ガイドラインにも準拠している．構成としては8章を新たな食品表示制度に対応するため「食品の表示」に変更している．また，第3版からフルカラーとなり，特に図表はその内容が視覚的に理解しやすくなっている．各章または節末には上記試験の過去問や創作問題を掲載し，学習者の理解を深めるようにした．

　本書は，食品成分の化学と機能性を扱った「食品学総論」とは，食品学を学ぶ上で両輪の役割を果している．食品学各論を学ぶ際には，食品学総論も時折振り返ってほしい．また，食品加工学や調理科学などの関連科目と連動させて学修することが望ましい．

　　2021年3月

編者　小西洋太郎

辻　　英明

渡邊　浩幸

細谷　圭助

栄養科学シリーズNEXT
新期刊行にあたって

　「栄養科学シリーズNEXT」は，"栄養Nutrition・運動Exercise・休養Rest"を柱に，1998年から刊行を開始したテキストシリーズです．2002年の管理栄養士・栄養士の新カリキュラムに対応し，新しい科目にも対応すべく，書目の充実を図ってきました．新カリキュラムの教育目標を達成するための内容を盛り込み，他の専門家と協同してあらゆる場面で健康を担う食生活・栄養の専門職の養成を目指す内容となっています．一方，2009年，特定非営利活動法人日本栄養改善学会により，管理栄養士が備えるべき能力に関して「管理栄養士養成課程におけるモデルコアカリキュラム」が策定されました．本シリーズではこれにも準拠するべく改訂を重ねています．

　この度，NEXT草創期のシリーズ総編集である中坊幸弘先生，山本茂先生，およびシリーズ編集委員である海老原清先生，加藤秀夫先生，小松龍史先生，武田英二先生，辻英明先生の意思を引き継いだ新体制により，時代のニーズと栄養学の本質を礎にして，改めて，次のような編集方針でシリーズを刊行していくこととしました．

　・各巻ごとの内容は，シリーズ全体を通してバランスを取るように心がける
　・記述は単なる事実の羅列にとどまることなく，ストーリー性をもたせ，学問
　　分野の流れを重視して，理解しやすくする
　・レベルを落とすことなく，できるだけ平易にわかりやすく記述する
　・図表はできるだけオリジナルなものを用い，視覚からの内容把握を重視する
　・4色フルカラー化で，より学生にわかりやすい紙面を提供する
　・管理栄養士国家試験出題基準（ガイドライン）にも考慮した内容とする
　・管理栄養士，栄養士のそれぞれの在り方を考え，各書目の充実を図る

　栄養学の進歩は著しく，管理栄養士，栄養士の活躍の場所も益々グローバル化すると予想されます．最新の栄養学の専門知識に加え，管理栄養士資格の国際基準化，他職種の理解と連携など，新しい側面で栄養学を理解することが必要です．本書で学ばれた学生達が，新しい時代を担う管理栄養士，栄養士として活躍されることを願っています．

シリーズ総編集　　木戸　康博
　　　　　　　　　宮本　賢一

食べ物と健康，食品と衛生 **食品学各論 第4版** —— 目次

1. 序

1.1 人間と食料

　人類は長い歴史の中で，食料を確保するために経験と知恵をしぼり，野生植物を栽培作物として育成し，また野生動物を家畜化した．また，火を利用することによって安全でおいしく食べられる工夫や，塩や糖を利用した保存法も編み出し，微生物を利用した食品も開発した．農業技術の進歩は，食料の種類と生産量を飛躍的に増加させ，人口の増加をもたらした．

　農作物についていえば，人類は過去に3,000種以上を食料として利用してきたといわれる．しかし，商業の発達に伴い，しだいに換金作物を中心とする農業に変わり，農作物の数は徐々に減少した．現在，世界の市場には150種類程度しか出回っておらず，世界で生産される農作物の約60％を小麦，トウモロコシ，米およびジャガイモが占めている．現代農業は少数作物依存型であるといえよう．逆の見方をすれば，消滅した生物種あるいは未・低利用の食材が多く存在することを意味する．食物連鎖の頂点にいる私たち人間は，十分な食料資源の確保のために，生物資源の多様性とそれを支える生態系の保全の重要性を認識しなければならない．

1.2 日本人の食生活の変化：食料の需要と供給，食料自給率

　日本人の食生活は，第二次世界大戦後の経済発展で大きく変化した．人口増（2008年の128,084千人をピークに以降減少），家族構造の変化（少子化・高齢化・核家族化），ライフスタイルの変化，家事労働時間の短縮，外食の一般化などが，食料消費の

年度	穀類	穀類内訳		いも類	豆類	野菜類	果実類	肉類	鶏卵	乳・乳製品	魚介類	砂糖類	油脂類
		米	小麦										
1965	145.0	111.7	29.0	21.3	9.5	108.2	28.5	9.2	11.3	37.5	28.1	18.7	6.3
1970	128.2	95.1	30.8	16.1	10.1	114.2	38.1	13.4	14.5	50.1	31.6	26.9	9.0
1975	121.5	88.0	31.5	16.0	9.4	109.4	42.5	17.9	13.7	53.6	34.9	25.1	10.9
1980	112.9	78.9	32.2	17.3	8.5	112.0	38.8	22.5	14.3	65.3	34.8	23.3	12.6
1985	107.9	74.6	31.7	18.6	9.0	110.8	38.2	22.9	14.5	70.6	35.3	22.0	14.0
1990	103.5	70.0	31.7	20.6	9.2	107.8	38.8	26.0	16.1	83.2	37.5	21.8	14.2
1995	102.0	67.8	32.8	20.7	8.8	105.8	42.2	28.5	17.2	91.2	39.3	21.2	14.6
2000	98.5	64.6	32.6	21.1	9.0	101.5	41.5	28.8	17.0	94.2	37.2	20.2	15.1
2005	94.6	61.4	31.7	19.9	9.3	96.3	43.1	28.5	16.5	92.0	34.4	19.9	14.6
2010	93.1	59.5	32.7	18.6	8.4	88.1	36.6	29.1	16.5	86.4	29.4	18.9	13.5
2015	88.8	54.6	32.8	19.5	8.5	90.4	34.9	30.7	16.9	91.1	25.7	18.5	14.2
2018	87.4	53.5	32.2	19.6	8.8	90.3	35.5	33.3	17.4	95.2	23.7	18.1	14.1

構造を多様化と簡便化へと導いた. 具体的に食生活がどのように変わったか, その内容を知るには大きく2つの情報源, 食料需給表(農林水産省)と国民健康・栄養調査(厚生労働省)がある. いずれも毎年公表されている.

本章では, 食と農の関係を知る上で有用な情報源である, 「食料需給表」をベースに食料供給量および食料自給率の推移から日本人の食生活の実態を概観してみたい.

表1.1は, 1965～2018年の国民1人1年あたりの供給純食料を食品品目別

表1.1 国民1人・1年あたりの供給純食料の推移

(単位：kg)

米は精米, 小麦は小麦粉ベース. いも類はサツマイモとジャガイモ. 野菜類は緑黄野菜20品目およびその他の野菜31品目. 果実類はウンシュウみかん, りんご, その他(19品目). 肉類は牛肉, 豚肉, 鶏肉その他(馬, めん羊, ヤギ, ウサギ)で精肉ベース. 鶏卵は殻を除く. 砂糖類は粗糖, 精糖, 含蜜糖, 糖蜜.
[資料：食料需給表より抜粋, 一部改変]

食料需給表と国民健康・栄養調査

食料需給表は食料需給の全般的な動向, 栄養量の水準とその構成, 食料消費構造の変化, 食料自給率を把握するため, 消費者などに到達した食料, すなわち供給純食料(食品成分表に記載の可食形態として算出)および栄養量を示したもので, 消費者などでの食品ロスは扱わない. したがって, 国民によって実際に摂取された数値ではない(食料需給表「利用者のために」より).

一方, 食品の消費量については国民健康・栄養調査の「栄養摂取状況」で知ることができる. これは調査員である管理栄養士が被調査世帯でのなるべくふつうの食事内容を調査するものである. 料理名, 食材・食品の種類と使用量などを秤量あるいは聞き取り調査の結果を集計する. 時間と労力を要する調査である. しかし, 1日分の食事調査で得られる摂取量の分布にかなりの幅が生じるため, 推定平均必要量未満の人の割合を過大評価する恐れがあり注意が必要である(「平成30年国民健康・栄養調査」より).

表 1.2　わが国の食料
自給率の推移
（単位：%）

年度	1965	1975	1985	1995	2005	2015	2018
カロリーベース*1	73	54	53	43	40	39	37
生産額ベース*2	86	83	82	74	70	66	66

*1　供給熱量ベースの総合食料自給率（%）＝食料国内供給熱量/食料国内総供給熱量 X 100
*2　生産額ベースの総合食料自給率（%）＝食料国内生産額/食料国内消費仕向額 X 100
［資料：食料需給表］

に示したものである．この中で米は過去53年間で48%に減少（2018年/1965年比）した．これは食生活の多様化，簡便化による「コメ離れ」によるもので，消費量（需要）の減少で生産調整（減反政策，2018年度より廃止）を行ったためである．ただし，米の自給率はほぼ100%を維持している（後述）．

　他の食料の供給量（表1.1）については，いも類，豆類，野菜類，魚介類はやや減少，またはほとんど変化がみられない（2018年/1965年比，1未満）．一方，小麦，果実類，鶏卵は増加，特に肉類，乳・乳製品，油脂類が急増（2018年/1965年比，2以上）した．

　このような結果，国民1人1日あたりの供給総熱量（2,400〜2,600 kcal）にあまり変化はみられないが，肉類，乳・乳製品，油脂類の占める割合はそれぞれ2.1%から7.9%，2.5%から6.9%，6.5%から14.7%へと増加した．米は44.3%から21.6%に減少し，依存度が低下した．

　わが国の食料供給の構造は輸入食料の依存度が高いことである．わが国の食料輸入増加の要因には，人口増加，所得向上に伴う食生活の変化，円高（対米ドル）の進展（1960年代は1ドル360円だったが，2010年は1ドル110円前後），多国間や二国間との貿易交渉による農産畜産品の自由化があげられる．輸入食料の増加はわが国の総合食料自給率を低下させた一因である（表1.2）．食料自給率の算出方法にはいくつかある．供給熱量（カロリー）ベースの食料自給率は食料の重量を供給熱量に換算し，各品目について合計したものである．2013年度で諸外国と比較すると，カナダ，オーストラリア，アメリカ，フランスは100%を大幅に上回り，ドイツ95%，イギリス63%と比べてもかなり低い．一方，生産額ベース食料自給率は農業物価統計の農家庭先価格に基づいて，重量を金額に換算し，各品目について合計したもので，熱量は比較的小さいが，収益性の高い野菜類・果実類を

年度	米	小麦	ジャガイモ	デンプン	大豆	野菜類	果実類	肉類	鶏卵	乳・乳製品	魚介類（食用）	海藻類	砂糖類	油脂類	きのこ類
1965	95	28	100	67	11	100	90	93	100	86	110	88	31	31	115
1975	110	4	99	24	4	99	84	76	97	81	100	86	15	23	110
1985	107	14	95	19	5	95	77	81	98	85	86	74	33	32	102
1995	104	7	83	12	2	85	49	57	96	72	59	68	31	15	78
2005	95	14	77	10	5	79	41	54	94	68	57	65	34	13	79
2015	98	15	71	9	7	80	41	54	96	62	59	70	33	12	88
2018	97	12	67	7	6	77	38	51	96	59	59	68	34	13	88

より反映させる．農業生産額を主要国と比較すると，EU圏内の個々の加盟国より高く，わが国は狭い国土でありながら，経済的価値の高い農産物を生産していることがわかる．

　表1.3は品目別の自給率の推移(1965〜2018年)を示す．ほぼ100%を維持している米と鶏卵以外では，野菜類，果実類，肉類，魚介類は比較的自給率は高かったが，50年間でほぼ半減した．最近国産品を求める声が高い小麦，豆類(特に大豆)は自給率10%前後，砂糖類，油脂類においてはそれぞれ30%台，10%台である．

　グローバル化の進展によって，私たちの食料は世界の食料システムに組み込まれている．世界的な大不作による世界の食料需給のひっ迫や，輸入先の国での内乱や政変，紛争によってわが国への輸入が制限されるような不測事態に備えるための食料安全保障の確保は重要課題である．国内の食料自給率を可能なかぎり確保しておくこと，**食品ロス**などで資源を無駄にしないことは大切である．増加する輸入食品に対しては国民の健康と安全を守るためにも**トレーサビリティ**や**検疫体制**の整備が望まれる．

1.3 食品学各論で何を学ぶか

　私たちの健康は食品 (食料) によって支えられている．食品には3つの機能，すなわち，**栄養機能**，**感覚刺激機能**，**生体調節機能**があるが，1つの食品がすべての機能を有しているわけではない．したがって，種々の食品からそれらを含有するように食事を工夫して，健康で楽しい食生活を築くことが大切である．

　食品の3つの機能のうち，栄養管理の立場から食品を特徴づける栄養素量のデータバンクが「**日本食品標準成分表**」(以下，食品成分表) である．食品成分表に記載されている食品品目数は以前に比べるとずいぶん増えた．三訂(1963年)の878品目から四訂(1982年)では1,621品目に増え，五訂増補 (2005年) および食品成分表2010では1,878品目，2015年(七訂)では，2,191品目，2020年(八訂)では2,478品目が収載されている．食品成分表は，学校や病院など管理栄養士・栄養士の職場やこれから管理栄養士をめざす学生諸君には座右の書であるといえる．なお，食品成分表は，5年ごとに改定されるが，その間は毎年追補が公表され，新しいデータが加わることになった．

　ところで，管理栄養士教育のカリキュラムにおいて，食品関連の科目は「食べ物と健康」に，栄養士教育では「食品と衛生」に分類されている．食品を上記3つの機能性を発揮する供給源としてみれば，その位置づけもやむをえない．しかし，食品の役割をそのように限定してしまっては，あまりにも底の浅い食品学になっ

てしまう.

　食材・食品はほとんどすべてが生物由来であるから，食品学は動植物の解剖学,
生化学，生理学と関係が深い. たとえば，穀物種子の構造に関する知識を得ることによって，「なぜ小麦は製粉し，米はそうしないのか」という疑問も解決するであろう. また，筋肉の生理学，生化学との関連性についていえば，「死後硬直の肉は魚肉と違い，なぜ硬くて食べるのに不適か」という疑問に対する解答も得られるであろう.

　このように，食品学各論は食材・食品の生物学的，物理学的，化学的特性について学ぶ科目であり，栄養学はもちろん，食品加工学，貯蔵学，調理学の基礎となる分野である. したがって，食品学各論を学ぶにあたっては，まず食材・食品の生物学的特徴(外観・組織学)に関心をもつことをすすめたい. そのうえで，栄養素や化学成分の分布，含量，機能を学習してほしい.

　2015年，これまでの食品に関する3法「食品衛生法」，「JAS法」，「健康増進法」の食品表示部分を一つに統合した「**食品表示法**」が制定され，そのなかに新たな「**機能性表示食品制度**」が盛り込まれた. **機能性表示**に関しては，これまで機能性表示食品制度の対象とならなかった食品が新たに追加され，事業者がその責任において，安全性および機能性の科学的根拠に基づき，健康増進に資する保健の目的が期待できる旨を表示できるようになった. 特別用途食品，栄養機能食品，アルコール飲料などを除いた，生鮮食品でも機能性表示ができるようになった. その背景には，最近の食品分野での産官学の連携や食品成分の機能性に関する研究の目覚ましい進展があり，食品学を学ぶ学生は，このような世の中の動きも知っておかなければならない. つまり，「樹を見て森を見ず」にならないようにしたい. さらに，食材・食品を民族学，農学，経済学，歴史など種々の観点から眺めるようにすれば，食品に関する知識の幅が広がり，食品学がもっと楽しくなるはずである.

2. 植物性食品

2.1 穀類

A. 穀物の種類

　穀物は古くから重要な食料である．その理由として，これら単子葉類イネ科作物（表2.1）は環境適応性に優れ，収量が多く，栄養価が高く，味が淡泊で主食に適すること，また，水分含量が少ないので保存性がよく輸送性が優れていることなどがあげられる．主要な穀類については，栽培環境に適した作物の開発や，穀粒の加工性や味の向上をめざした品種改良が行われてきた．わが国で生産されている穀物はおもに米であり，輸入穀物は小麦（パン小麦，クラブ小麦，マカロニ小麦），大麦，ライムギ，エンバク，キビ，ヒエ，アワ，モロコシ，ハトムギおよびトウモロコシである．ソバは双子葉類タデ科植物なので，狭義では擬穀類（p.15参照）に属するが，通常，穀類に加えられている．わが国では，米，小麦，大麦以外の低利用穀物を雑穀と呼んでいる．

　穀物は世界の耕地の約半分で生産されており，世界におけるおもな穀物の生産高を表2.2に示す．トウモロコシが最も多く，次いで，小麦，米，大麦の順とな

表 2.1 イネ科作物と分類

科名	亜科名	属名	種名
イネ	イネ	イネ	イネ
	ウシノケグサ	オオムギ	マカロニコムギ，パンコムギ，クラブコムギ，ライムギ，オオムギ
		カラスムギ	エンバク
	スズメガヤ	ヒゲシバ	シコクビエ
	キビ	キビ	キビ，ヒエ，アワ
		ヒメアブラススキ	モロコシ，ハトムギ，トウモロコシ

穀物・雑穀	生産量 (10万トン)	生産国・生産量(%)				
トウモロコシ	11,120	米国(31)	中国(23)	ブラジル((9)	EU(5)	アルゼンチン(4)
小麦	7,764	EU(20)	中国(17)	インド(13)	ロシア(9)	米国(6)
米	4,993	中国(29)	インド(23)	インドネシア(7)	バングラデッシュ(7)	ベトナム(5)
大麦	1,556	EU(40)	ロシア(12)	カナダ(6)	ウクライナ(6)	オーストラリア(5)
モロコシ	574	米国(15)	ナイジェリア(12)	エチオピア(9)	メキシコ(7)	インド(7)
エンバク	226	EU(35)	ロシア(19)	カナダ(18)	オーストラリア(4)	ブラジル(3)
ライムギ	115	EU(68)	ロシア(12)	ベラルーシ(5)	ウクライナ(2)	カナダ(2)

表 2.2 世界の主要
穀物・雑穀の生産量
およびおもな生産国
(2020 年)
［資料：米国農務省
(USDA)］

っている．トウモロコシについては，米国が世界総生産量の約31%を占め，その半分以上はコーンベルト（アイオワ，イリノイ，インディアナ，オハイオ，ミズリー州など）で生産される．小麦はヨーロッパからロシアにおける大陸中央平原地帯，中国北部，インド，北アメリカの中央平原地帯などでおもに栽培されており，EU，中国，インドなどがおもな生産国である．米は主としてアジアの諸国で栽培されており，中国，インドなどがおもな生産国である．大麦は温帯，亜寒帯地域で栽培されている．

B. 穀粒の構造と精穀

一般に穀物種子の構造は，稃（米では籾殻の部分）の中に穀粒（植物学的には果実に相当する）がある．図2.1，図2.2，図2.3にそれぞれ米，小麦，大麦の穀粒の構造を示す．いずれの穀粒も，根と葉になる胚芽，芽および根に供給する養分を貯蔵している糊粉層（アリューロン層），デンプン貯蔵する胚乳細胞，胚乳の外側にある果皮と種皮よりなっている．なお，表皮，果皮，種皮および糊粉層をあわせて糠層という．

小麦の製粉加工の際，糊粉層（胚乳の一部），種皮，果皮が副産物として得られる．

図 2.1 米の穀粒
（玄米の構造）

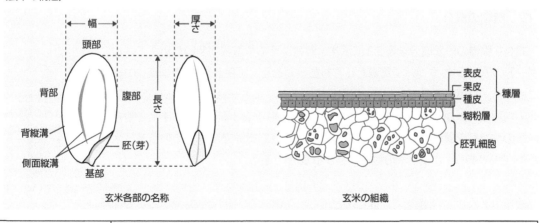

玄米各部の名称　　　　　　　　　玄米の組織

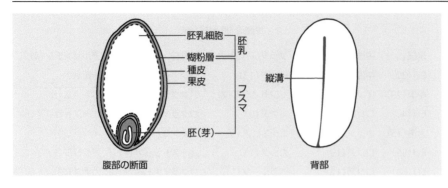

図 2.2　小麦の構造

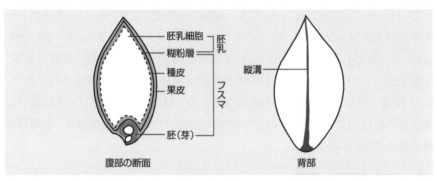

図 2.3　大麦の構造

これを「**フスマ**」と呼び，種子重量の約13%に相当する.

　穀物の一次加工には，米のように炊飯および蒸飯を目的とした**搗精**（精白），小麦のようにめん類，パン類，菓子類の原料を目的とした**製粉**がある．これらをあわせて**精穀**という．ビール，あめなどの製造を目的とした麦芽の製造も一次加工に含まれる．搗精および製粉は胚芽および皮部（糠）を除き，胚乳部を利用するための加工法である．このような加工により，たとえば精白米では食味の向上が，小麦の製粉の場合はほかの原料との配合や各種の二次加工が可能になる．搗精あるいは製粉によりデンプン以外の各成分の含量はいずれも減少する.

C.　穀物の成分

　おもな穀物の一般成分を表2.3に示す．穀物はその摂取量が多いため，エネルギー源のみならず，タンパク質源としても重要である．国民健康・栄養調査（2018）によると，穀類からのエネルギー摂取比率は，エネルギー総量の39.6%であり，その内訳は，米が27.3%で，小麦・その他の穀物が12.3%である．また，穀類からのタンパク質の摂取比率はタンパク質総量の21.0%であり，そのうち，米が11.0%であり，小麦・その他の穀物が10.0%である.

a.　水分

　穀類の水分は 14% 前後で，ほとんど**結合水***（微生物が利用できない水）として存

*　結合水および自由水：結合水は水分子が糖類およびタンパク質などの食品成分と水素結合により結合している水のことをいい，自由水はこのような食品成分と結合していない水をいう.

2.　植物性食品

食品名	エネルギー (kcal)	水分 (g)	タンパク質 *2 (g)	脂質 *3 (g)	炭水化物 *4 (g)	灰分 (g)	無機質 ナトリウム (mg)	カリウム (mg)	カルシウム (mg)	リン (mg)	鉄 (mg)	ビタミン B1 (mg)	B2 (mg)	ナイアシン (mg)
米（玄米）	346	14.9	6.0	2.5	78.4	1.2	1	230	9	290	2.1	0.41	0.04	6.3
米（精白米）	342	14.9	5.3	0.8	83.1	0.4	1	89	5	95	0.8	0.08	0.02	1.2
小麦（玄穀，国産普通）*1	329	12.5	9.5	2.5	64.3	1.6	2	440	26	350	3.2	0.41	0.09	6.3
小麦粉（薄力粉，1等）	349	14.0	7.7	1.3	80.3	0.4	Tr	110	20	60	0.5	0.11	0.03	0.6
小麦粉（中力粉，1等）	337	14.0	8.3	1.4	76.4	0.4	1	100	17	64	0.5	0.10	0.03	0.6
小麦粉（強力粉，1等）	337	14.5	11.0	1.3	73.5	0.4	Tr	89	17	64	0.9	0.09	0.04	0.8
大麦（七分つき押麦）	343	14.0	9.7	1.8	(71.3)	0.9	2	220	23	180	1.3	0.22	0.07	3.2
大麦（押麦）	329	12.7	5.9	1.2	72.4	0.7	2	210	21	160	1.1	0.11	0.03	3.4

表 2.3　おもな穀物の一般成分
＊1　玄穀 100 g あたり．そのほかの食品は可食部 100 g あたりの含量で示した．
＊2　アミノ酸組成によるタンパク質
＊3　脂肪酸のトリアシルグリセロール当量
＊4　利用可能炭水化物（単糖当量）
注：本表に掲げた食品におけるレチノール活性当量およびビタミンC含量は極めて微量かまたはゼロである．
［資料：文部科学省，日本食品標準成分表 2020 年版（八訂）］

在しているため，カビなどは繁殖しにくい．しかし，湿気などによる水分（自由水：微生物が利用できる）の増加は，その貯蔵性・品質を悪化させる．

b.　タンパク質

　植物性タンパク質はその溶解性の違いから，**アルブミン**（水溶性），**グロブリン**（塩溶液に可溶），**プロラミン**（70％アルコール可溶性），**グルテリン**（希アルカリ溶液に可溶）の4つに分類される．表2.4に種々の穀物の主要なタンパク質の分布を示す．一般に，米とエンバクを除く他のイネ科に属する穀物・雑穀類では，プロラミンとグルテリンが主要タンパク質である．米のタンパク質の85～90％は，**オリゼニン**（グルテリンの一種）で占められる．小麦の主要なタンパク質は，その40～50％を占める**グリアジン**（プロラミンの一種）と30～40％を占める**グルテニン**（グルテリンの一種）であるが，これらの 2つのタンパク質は製パンおよび製めんにおける重要な生地（ドウ）となる**グルテン**を形成する．トウモロコシの主要タンパク質は**ゼイン**（プロラミンの一種）であり，大麦では**ホルデイン**（プロラミンの一種）と**ホルデニン**（グルテリンの一種）である．エンバクはグロブリンが圧倒的に多い．

　穀物の不可欠（必須）アミノ酸組成を表2.5に示す．アミノ酸価の計算に用いる評点パターンでは，「窒素 1 g あたり」を用いることになっているが，本書では，「タンパク質 1 g あたりのアミノ酸量（mg）」を採用した．穀物は一般に，リシンが第一制限アミノ酸 (p.17参照) となり，タンパク質の栄養価を下げる原因となっている．麦類，雑穀類の主要タンパク質であるプロラミンは，グルタミン酸およびプ

表 2.4　穀物のタンパク質含量と分画タンパク質

穀物	タンパク質 (%)	分画タンパク質（全タンパク質に対する%）			
		アルブミン	グロブリン	プロラミン	グルテリン
米	8〜10		2〜8	1〜5	85〜90
小麦	10〜25	3〜5	6〜10	40〜50	30〜40
大麦	10〜16	3〜4	10〜20	35〜45	35〜45
ライムギ	9〜14	34	11	19	9
エンバク	8〜14	1	80	10〜15	5
アワ	10〜11	13〜14		48	37
キビ	7〜16	10〜11		57	37
モロコシ	9〜13			60	
トウモロコシ	7〜13		5〜6	50〜55	30〜45

表 2.5　主要な穀物における不可欠（必須）アミノ酸（mg/g タンパク質）

	米		小麦			大麦	トウモロコシ	2007 年 FAO/WHO/UNU（1〜2 歳用）評点パターン
	玄米	精白米	小麦粉（1 等粉）			押麦	コーングリッツ	
			薄力粉	中力粉	強力粉			
タンパク質*1 (g)	6.0	5.3	7.7	8.3	11.0	5.9	7.6	
イソロイシン	46	47	41	40	40	42	43	31
ロイシン	93	94	79	78	77	84	171	63
リシン	45	41	24	22	21	40	19	52
メチオニン+シスチン	53	54	50	48	45	50	53	26
フェニルアラニン+チロシン	113	107	92	91	90	101	103	46
トレオニン	45	43	33	33	31	44	38	27
トリプトファン	16	16	14	13	12	16	5.7	7.4
バリン	70	67	49	48	47	59	52	42
ヒスチジン	31	32	25	25	25	27	32	18
第一制限アミノ酸	リシン	リシン	リシン	リシン	リシン	リシン	リシン	
アミノ酸価*2	86	78	46	42	40	76	36	

*1　アミノ酸組成から求められたタンパク質含量（g/可食部100 g）（日本食品標準成分表 2020 年版（八訂）より抜粋）

*2　食品におけるタンパク質 1 g あたりの必須アミノ酸含量を 2007 年 FAO/WHO/UNU のアミノ酸評点パターンのアミノ酸量（窒素 1 g あたりをタンパク質 1 g あたりに換算したもの）で除し，その割合（%）の最小な数値を示した第 1 制限アミノ酸を求めた．本表では，その数値（%）をアミノ酸価として示している．

［資料：文部科学省，日本食品標準成分表 2020 年版（八訂）アミノ酸成分表編］

ロリンを多く含んでいるが，リシン（リジン），アルギニンおよびヒスチジンなど塩基性アミノ酸の含量が少ない．キビ亜科に属するキビやヒエなどの雑穀類は，ウシノケグサ亜科に属する麦類よりも，アラニン，ロイシン，アスパラギン酸などの含量が多く，逆にグルタミン酸，プロリンなどの含量は少ない．

c.　脂質

　キビ亜科に属するキビやヒエはウシノケグサ亜科に属する麦類と比較して胚乳に対する胚芽の割合が大きいので，玄穀では脂質含量が多い傾向にある．脂質中の脂肪酸として，リノール酸が 10〜40%，オレイン酸が 10〜30%，パルミチン酸が 20〜30%の割合で存在している．なお，穀物のデンプンの中に内部

表 2.6　デンプンの粒形，糊化温度

穀物	粒の大きさ (μm)	粒の形	糊化開始温度 (℃)	糊化ピーク温度 (℃)	糊化終了温度 (℃)
米	3～5	多角形	69.4	76.3	88.3
小麦	8～35	多角形，レンズ形	56.2	64.2	82.4
トウモロコシ	10～25	多角形	63.1	70.1	80.4
ジャガイモ	15～100	楕円形	58.9	65.2	79.2
キャッサバ	5～35	球状	66.9	73.4	85.3

糊化温度は示差走査熱量計による分析値．デンプンの糊化温度の測定には，フォトペーストグラフィー，アミログラフィー，熱分析法が用いられる．熱分析法は糊化の初期段階におけるデンプン粒の構造的変化，粘度上昇に対応する変化，また，デンプン粒の糊化時の吸熱エネルギー量を求めることができるので，各種デンプンの糊化特性を調べるのによく用いられる．
[不破英次ほか編，澱粉科学の事典，朝倉書店 (2003)]

脂質(アミロースと複合体を形成)が存在するが，上記の脂肪酸組成に比べてパルミチン酸の含量が多い．胚芽部，外皮部には脂質は比較的多い割合（20～40%）で含まれ，しかもリノール酸*1 に富んでいるので，米糠油，胚芽油のように良質の食用油として利用されている．

d.　炭水化物

　穀物は約70%の炭水化物(糖質)を含んでいるが，その大部分はデンプンである．デンプンは白色の粉末であり，穀物の種類により，大きさ，形に特徴がある(表2.6)．デンプン粒は中心から放射状に発達した層状構造を有しており，冷水には不溶である．デンプン粒は水とともに加熱すると，膨潤し，ミセルの構造が失われ，やがて糊化（α化）する．糊化開始温度は穀類の種類により異なる．一般に，デンプンの成分はアミロースとアミロペクチンからなる．両者を含むものをうるちデンプン，アミロースを含まないものをもちデンプンという．もち性は突然変異であり，米のほか，大麦，トウモロコシ，モロコシ，アワ，キビ，ハトムギにも見られる．最近，遺伝子工学技術でもち性の小麦がつくられた．アミロース含量が多いとデンプンの粘弾性は弱くなり，また，デンプンの老化（β化）は起こりやすくなる．穀類はデンプン以外に，グルコース，フルクトース，スクロース，マルトースを少量含んでいる．

e.　無機質

　穀類には約1%の灰分が含まれている．無機質(ミネラル)として，一般にリンとカリウムが多く，カルシウムは少ない．リンのほとんどはフィチン酸（イノシトール六リン酸）として存在している．フィチン酸は，1価あるいは2価のカチオン*2 と結合し，不溶性フィチン態を形成するので，それらカチオンの利用率を低下させる．無機質は胚乳部には少なく，外皮部に多い．したがって，搗精（精白）あるいは製粉の程度が高くなるほど灰分量は減少する．

f.　ビタミン

　穀類には，ビタミンB$_1$，B$_2$，E，ナイアシンなどが含まれるが，一般には胚芽部，外皮部に多い．米の搗精によりビタミンはかなり失われる（表2.7）．しかし，大麦は胚乳部にビタミンB$_1$，B$_2$が存在するので，搗精による損失は比較的小さい．

*1　リノール酸とリノレン酸はヒトでは合成できない．また，アラキドン酸はヒトではリノール酸から合成されるが，その合成量は少ない．そのため，これらの3種の脂肪酸は食品から摂取しなければならないので，必須脂肪酸と呼ばれる．

*2　陽イオン

	ビタミン B₁	ビタミン B₂	ナイアシン	ビタミン B₆
玄米	0.41	0.04	6.3	0.45
半つき米	0.30	0.03	3.5	0.28
七分つき米	0.24	0.03	1.7	0.20
精白米	0.08	0.02	1.2	0.12
胚芽精米	0.23	0.03	3.1	0.22

表 2.7 米の搗精によるビタミン類の含量変化 (mg/100 g)
[資料：文部科学省, 日本食品標準成分表 2020 年版 (八訂)]

D. 主要な穀物とその利用

a. 米

(1) 分類と種類　米は大別すると**インド型** (インディカ米) と**日本型** (ジャポニカ米) に分類される. インド型はインド, ミャンマー, カンボジアなどの東南アジアで栽培され, 長粒で, アミロース含量が多いので, 飯にしても粘らない. 日本型は日本, 韓国, 中国などで栽培され, 短粒で, 飯にすると粘りがでる. アジアで栽培されている米は, ほとんどが水田を利用した水稲であるが, アジアの一部の地域やアメリカなどでは畑で栽培する陸稲もつくられている.

　米には, 一般に食べられている米である**うるち米** (アミロース含量 17 ～ 23%), **もち米** (ほとんどアミロペクチン), うるち米よりアミロース含量が少ない低アミロース米 (5 ～ 15%), アミロース含量が高い高アミロース米 (24%以上) がある. また, 水分含量の違いにより, 関東より以南で栽培され, 水分含量の少ない米を硬質米 (15%以下), 北海道, 東北, 日本海側で栽培されている, 水分含量の少し高い米を軟質米 (15 ～ 16%) という.

(2) 利用　通常, 米は玄米を搗精により精白米として利用する. 玄米量に対して得られる白米量の割合を**歩留まり** (精白歩合) という. 白米の歩留まりは 92%で, 五分つき米は 96%, 胚芽米では 94%, そして酒造用米では 80%以下となっている. 米の大部分は主食として利用されているが, うるち米は酒造用米, インスタントライス, 強化米, 味噌, 上新粉として利用されている. もち米は白玉粉, 餅粉, 道明寺粉, みじん粉などの菓子原料や味りんの製造にも用いられている.

b. 小麦

(1) 分類と種類　現在栽培されている小麦の起源はコムギ属の基本染色体数を構成する 7 本の染色体セットであるゲノム*の分析により明らかにされた. そのゲノムの関係を図 2.4 に示す. 栽培小麦の祖先の野生種はすべて中近東から中央アジアにかけて分布しており, ABD ゲノムをもつ普通系小麦もこれらからトランスコーカサス地域に生まれたと考えられている. 最も多く栽培されている小麦種は, **普通小麦またはパン小麦**と呼ばれている. 次いで, 二粒系に属する**デュラム種**は**マカロニ小麦**と呼ばれ, 地中海沿岸で栽培されている. **クラブ小麦**はアメ

＊　ゲノム：親の性質を子に伝える現象を遺伝という. 遺伝現象を担う物質は DNA (デオキシリボ核酸) と呼ばれ, DNA は非常に長いので, 核を有する真核生物では, 核の中で特殊なタンパク質と一緒に折りたたまれている. 有性生殖において, 植物の場合, 卵細胞および花粉が, 動物の場合, 卵子および精子が作られるとき, 核内にある DNA は凝縮して, X 型のような紐のような形になり, 特殊な薬品により染めて顕微鏡で観察できる染色体を形成する. 通常染色体は, 相同染色体が対になり複数組存在する. ヒトでは, 46 個の染色体が存在し, 卵子および精子においては, それぞれ 23 個の染色体が存在する. この 23 個の染色体のグループをゲノム (n=23) と, そしてその染色体数を基本数と呼び, ヒトの基本的な性質をすべて含んでいる. 卵子と精子が合体することにより新しい 2 倍体の個体 (2n=23×2) が作られる. このようにゲノムは当該生物の基本的な性質をすべて含む最小の基本数の染色体からなる群を意味する. 小麦のゲノムの基本数は 7 本 (n=7) で, その 2 倍体は 14 本の染色体をもつ一粒系小麦 (2n=7×2), 4 倍体は 28 本の染色体をもつ 2 粒系小麦 (4n=7×4), 6 倍体が 42 本の染色体をもつ普通系小麦 (6n=7×6) である.

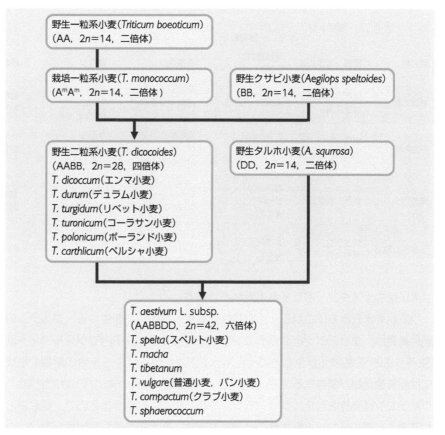

図 2.4　栽培小麦の起源
n：ゲノムを構成する染色体の数

野生一粒系小麦（*Triticum boeoticum*）
（AA，2*n*=14，二倍体）

栽培一粒系小麦（*T. monococcum*）
（A^mA^m，2*n*=14，二倍体）

野生クサビ小麦（*Aegilops speltoides*）
（BB，2*n*=14，二倍体）

野生二粒系小麦（*T. dicocoides*）
（AABB，2*n*=28，四倍体）
T. dicoccum（エンマ小麦）
T. durum（デュラム小麦）
T. turgidum（リベット小麦）
T. turonicum（コーラサン小麦）
T. polonicum（ポーランド小麦）
T. carthlicum（ペルシャ小麦）

野生タルホ小麦（*A. squrrosa*）
（DD，2*n*=14，二倍体）

T. aestivum L. subsp.
（AABBDD，2*n*=42，六倍体）
T. spelta（スペルト小麦）
T. macha
T. tibetanum
T. vulgare（普通小麦，パン小麦）
T. compactum（クラブ小麦）
T. sphaerococcum

リカ西部で白粒種の一種として栽培され，菓子類の原料として利用されている．

　小麦は播種時期によって冬小麦と春小麦に，外皮の色によって赤小麦と白小麦に分けられる．さらに，粒質が**ガラス質**で硬い硬質小麦，粒が不透明で粉状質でやわらかい軟質小麦に分けられる．軟質小麦で比較的硬いものを中間質小麦という．硬質小麦はタンパク質含量が多く，中間質小麦は中程度，軟質小麦はその含量は少ない．

（2）小麦粉の種類と利用　　小麦の胚乳はもろいので，米のように搗精せずに，破砕，製粉して小麦粉として利用する．小麦粉はその用途により，表2.8に示すように，**強力粉**（タンパク質11.0〜13.0%），**準強力粉**（タンパク質11.0〜12.5%），**中力粉**（タンパク質7.5〜10.5%）および**薄力粉**（タンパク質6.5〜9.0%）に分けられる．

　製粉される品種は，強力粉はカナダ産ウェスタン・レッド・スプリング小麦および米国産ダーク・ノーザン・スプリング小麦，準強力粉は米国産ハード・レッド・ウィンター小麦，米国産ダーク・ノーザン・スプリング小麦およびカナダ産ウェスタン・レッド・スプリング小麦，中力粉はオーストラリア産スタンダード・ホワイト小麦，米国産ウェスタン・ホワイト小麦および国内産普通小麦，薄力粉

原料小麦		等級				
		特等粉	1等粉	2等粉	3等粉	末粉
強力粉	硬質, ガラス質	高級食パン 高級ハードロール	高級食パン	食パン	焼麸	接着剤配合, 工業用
準強力粉	硬質, 中間質, ガラス質	高級ロールパン	高級菓子パン 高級中華めん パン	菓子パン 中華めん (生うどん)	焼麸 かりんとう	
中力粉	硬質, 軟質, 中間質, 粉状質	フランスパン	高級めん そうめん ひやむぎ	うどん (中華めん) クラッカー	かりんとう	
薄力粉	軟質, 粉状質	カステラ ケーキ 天ぷら	一般ケーキ クッキー ソフトビスケット まんじゅう	一般菓子 ハードビスケット	駄菓子 製糊	
デュラム製品	デュラム, ガラス質	セモリナ 高級マカロニ	グラニュラー マカロニ, スパゲッティ	デュラム粉		

表2.8 小麦粉の種類と等級別用途

は米国産ウェスタン・ホワイト小麦などである.

　小麦粉を水とともにこねると，粘弾性を有する**グルテン**を生じる．グルテンの網目構造は，グリアジンとグルテニンの分子間あるいは分子内でジスルフィド結合（S–S結合）の組換えが生じることによって形成される．S–S結合の開裂や形成には脂質酸化物が関与するので，脱脂した小麦粉では品質のよいパンはできない．グルテニンは弾性を与え，グリアジンはやわらかく，粘性があるので，結合剤として働く．グルテンが小麦生地の粘弾性を強め，強力粉が最も粘弾性が強い．

　また，小麦粉は灰分含量を指標として等級づけられている．すなわち，特等粉（0.3～0.4%），1等粉（0.4%前後），2等粉（0.5%前後），3等粉（0.8%前後），末粉（1.5～2.0%）に分類されている．見た目には，特等粉が最も白く，末粉では灰色を帯びている．

c. 大麦

(1) 分類と種類　大麦には，発芽させても，種皮が種実に密着している皮麦（かわむぎ）と，種皮が種実から脱離しやすい裸麦（はだかむぎ）がある．通常，大麦といえば，皮麦をさす．また，穂のつき方により，**六条大麦と二条大麦**に分類される．すなわち，穂軸を真上から見ると，6つの粒列を形成し，六角形に見えるのが六条大麦で，2つの粒列を形成し，矢羽形のように見えるのが二条大麦である．

(2) 利用　二条大麦は特にビール大麦として知られる．大麦を発芽させた麦芽（ばくが）（モルト）は，アミラーゼ活性が強く，大麦に含まれるデンプンを糖化する．できた糖はビールやウイスキーの製造に用いられる．一方，六条大麦は精麦して，蒸気で加熱，圧扁した押麦や皮部を完全に除くために黒条（縦溝）に沿って二分した切断麦として米とまぜて炊飯される．精麦の工程で30～40%の部分を除くために，デンプン以外の成分の損失は大きい．このためビタミンB$_1$を添加した強

化精麦製品が市販されている．大麦のタンパク質はプロラミンとグルテリンがそれぞれ約40％占めている（表2.4参照）が，小麦のようにグルテンを形成しないので，大麦のみではパン，めんの原料にはならない．大麦は麦味噌，麦こがし，麦茶，麦焼酎の原料にもなっている．

問題 穀類とその加工品についての記述である．誤りはどれか．
[平成24年度栄養士実力認定試験第9回問題29]
(1) とうもろこしの胚乳部から，とうもろこし油を製造する．
(2) 手延べそうめんは，製造時に食用油を用いる．
(3) 大麦は，小麦と異なりグルテンを形成しない．
(4) 白玉粉は，もち米を原料として製造される．
(5) 中華めんの製造で用いられるカン水は，めんの食感を向上させる．

2.2 雑穀類

A. 雑穀類の種類と特徴

　イネ科作物のうち，①米，小麦，大麦以外の穀物，および，②イネ科以外で穀物に類似した作物（擬穀類という）を総称して雑穀という．①には，アワ，エンバク（オート麦），キビ，トウモロコシ，ハトムギ，ヒエ，モロコシ，ライムギなどがあり，②にはソバ（タデ科），アマランサス（ヒユ科），キヌア（ヒユ科）などがある．わが国では，雑穀は古来日常の食品として広く利用されていた．「五穀」は，米，麦，アワ，豆，キビ（またはヒエ）をさし，古代の重要な食料であった．しかし，現代では，一部（トウモロコシやソバなど）を除いて雑穀はあまり利用されなくなってきている．

　世界に目を向ければ，多くの国々でさまざまな雑穀が広く利用されている．たとえば，中国などではアワやヒエなどの雑穀がよく利用されており，また，イタリア（ポレンタ）や中米（トルティーヤ）などのトウモロコシ料理はよく知られている．このように，雑穀を利用した食品は世界各地で数多く見られ，雑穀は重要な食料資源の1つとなっている．

　一方，食物とかかわりの深い疾患の中で，今日アレルギー疾患が栄養学の重要な問題となっている．アレルギー疾患では，アレルギーをひき起こさない代替食品の開発が急がれており，アワ，ヒエ，アマランサスなどの雑穀が，その候補に

食品名		エネルギー (kcal)	水分 (g)	タンパク質*1 (g)	脂質*2 (g)	炭水化物		食物繊維総量 (g)	灰分 (g)
						利用可能炭水化物 (単糖当量)(g)	差引き法による利用可能炭水化物(g)		
アマランサス	玄穀	343	13.5	11.3	5.0	63.5*	59.9	7.4	2.9
アワ	精白粒	346	13.3	10.2	4.1	69.6*	67.6	3.3	1.4
エンバク	オートミール	350	10.0	12.2	(5.1)	63.1*	61.8	9.4	1.5
キヌア	玄穀	344	12.2	9.7	2.7	60.7	67.1*	6.2	2.2
キビ	精白粒	353	13.8	10.0	2.9	71.5	70.9*	1.6	0.7
ソバ	そば粉・全層粉	339	13.5	10.2	2.9	70.2*	67.3	4.3	1.8
	干しそば・乾	344	14.0	11.7	(2.1)	(72.4)*	65.6	3.7	3.0
トウモロコシ	玄穀黄	341	14.5	(7.4)	4.5	71.2	63.3*	9.0	1.3
	ポップコーン	472	4.0	(8.7)	(21.7)	(59.5)*	52.8	9.3	3.4
	コーンフレーク	380	4.5	6.8	(1.2)	(89.9)*	82.7	2.4	2.4
ハトムギ	精白粒	353	13.0	12.5	−	−	72.4*	0.6	0.2
ヒエ	精白粒	361	12.9	12.5	3.0	77.9*	70.2	4.3	1.3
モロコシ	玄穀	344	12.0	(9.0)	(4.7)	65.6*	62.7	9.7	1.9
	精白粒	348	12.5	(8.0)	(2.3)	72.0	71.5*	4.4	1.3
ライムギ	全粒粉	317	12.5	10.8	(2.0)	61.2*	60.0	13.3	1.4
	ライムギ粉	324	13.5	7.8	1.2	64.4	64.0*	12.9	0.6

表 2.9 雑穀の主要成分

（可食部 100 g あたりの量）
*1 アミノ酸組成によるタンパク質, *2 脂肪酸のトリアシルグリセロール当量, *3 炭水化物の*はエネルギー計算に用いた値
（ ）は推測値
[資料：文部科学省, 日本食品標準成分表 2020 年版（八訂）]

あがっている. また, 欧州では, 小麦の摂取に関係するセリアック病*が問題となっており, この疾患の代替食品としてソバなどの雑穀に関心がもたれている.

雑穀は, 米, 小麦などの穀類と同様, デンプンが主成分なので, エネルギーの供給源となる（表2.9）. タンパク質は10%前後含まれている. また, 一般に食物繊維の含量が多い. 脂質含量は数%程度である. 無機質については, カリウム含量が多く, 一方ナトリウム含量が少ないのが一般的特徴である. ビタミンではB₁, B₂, ナイアシンが含まれており, 米, 小麦, 大麦と比べて多い.

a. トウモロコシ

トウモロコシは, イネ科キビ亜科トウモロコシ属に属する一年生草本である. トウモロコシの起源については諸説があり, よくわかっていない. 紀元前2000年ころからアメリカ大陸で栽培が始まったといわれる. トウモロコシは雌雄異花穂で, 茎頂に雄花穂, 茎中位の葉のつけねに雌花穂がつく. 風媒による他家受粉をする. 種子の色は, 黄, 白, 青, 赤, 紫, 黒などさまざまなものがあり, 黄色のものがよく利用されている. トウモロコシの粒（穎果）の形はトウモロコシの種類によって異なっており, その種類としては図2.5のようなものがある. このほか, 高アミロース種, 高リシン種などが育種されている.

トウモロコシはデンプンが約70%を占め, うるち種では約75%のアミロペクチンと約25%のアミロースを含む. タンパク質は8.6%含まれており, このうちプロラミン（ゼイン）が約52%を占め, グルテリン（約25%）, アルブミン（約7%）,

* セリアック病とは, グルテンに対する自己免疫疾患で, 小腸の絨毛などが傷害をうけるため, 栄養素の吸収が阻害される.

2. 植物性食品

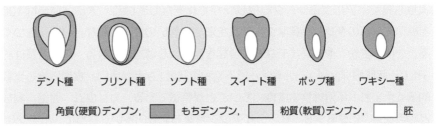

図 2.5 トウモロコシの種類と粒質

デント種　フリント種　ソフト種　スイート種　ポップ種　ワキシー種

■ 角質(硬質)デンプン，　■ もちデンプン，　□ 粉質(軟質)デンプン，　□ 胚

＊　第一制限アミノ酸：タンパク質の栄養価は，ヒトで合成できず，食物として摂取しなければならないタンパク質に含まれる必須アミノ酸のバランスに依存している．2007年FAO/WHO/UNUにより発表されたアミノ酸評点パターンに基づき，食品における各必須アミノ酸量をアミノ酸評点パターンのそれぞれのアミノ酸数値で除し%を求め，最も低い値を示すアミノ酸を第一制限アミノ酸とし，この数値をその食品のアミノ酸価（アミノ酸スコア）と呼ぶ．卵などの良質な動物性タンパク質はアミノ酸価100を示す．

グロブリン(約5%)が含まれている．アミノ酸価は35（2007年 FAO/WHO/UNU パターン（1〜2歳）による評価．以下，本書で記載されたすべてのアミノ酸価も同パターン）と低く，リシンが第一制限アミノ酸*で，トリプトファンが第二制限アミノ酸である．トウモロコシを常食とする人たちに，ナイアシン欠乏症であるペラグラが発症することがよく知られている（ペラグラは欧州へ伝播したのち，欧州各地で蔓延した．しかし，トウモロコシ摂取によるペラグラ発症機構はいまだ十分に解明されていない）．脂質含量は5%（玄穀）で，脂肪酸としてはリノール酸，一価不飽和脂肪酸などが多い．ビタミンでは，β-カロテンが含まれ，レチノール活性当量が高い．

　トウモロコシは，古代からアメリカ大陸の主要な作物であった．コロンブスによって欧州へもちこまれ，世界的に利用されるようになった．今日，穀類・雑穀類の中で，トウモロコシは，米，小麦に匹敵する量が生産されており，三大主要作物の1つである．特に，米国の生産量が多く（全体の約31%，表2.2参照），いわゆる五大湖南西のコーンベルトを中心に生産されている．そのほか，おもな生産国には，中国，ブラジル，EU，アルゼンチンなどがある．トウモロコシの加工製品としては，スイートコーン，コーンミール，コーングリッツ，コーンフラワー，ポップコーン，コーンフレーク，コーンスターチなどがあり，さまざまな形態で利用されている．

b. ソバ

　ソバは，タデ科に属する一年生草本である．ソバの起源については，中国南部であると考えられている．栽培種としては，最もよく利用される普通ソバと，ダッタンソバ（苦ソバ）とがある．普通ソバは自家不和合性の性質があって他家受粉をする．このために，品種の形質が維持しにくく，品種を育種するのに多くの努力が払われている．ソバ品種にはサンルチン，キタワセソバ，常陸秋ソバなどがある．品種とは違って在来種と呼ばれるそれぞれの土地に固有のソバ（たとえば「大野在来（福井県）」）があり，各品種のソバとともに広く栽培・利用されている．また，通常のソバは染色体が二倍体であるが，これから誘導された人為四倍体品種（みやざきおおつぶ，信州大ソバ）も広く利用されている．

　ソバの成分はデンプンが主体であり，アミロペクチン：アミロース比はおよそ3：1であり，もち種は知られていない．タンパク質含量が高く（表2.9），小麦粉

よりも高く，アルブミン，グロブリンが主体をなしている．アミノ酸価は100
と高い．ソバのタンパク質はグルテンを形成しないので，めんなどの製品をつく
るときに小麦粉，ヤマノイモなどのつなぎがしばしば加えられる．脂質含量は約
3%で，脂肪酸は，リノール酸「一価不飽和脂肪酸」などが多い．食物繊維も比較
的多く含まれ，不溶性食物繊維の多いことが特徴である．カリウム，亜鉛，銅な
どの無機質，ビタミンB$_1$，B$_2$，ナイアシン含量も比較的多い．さらに，ルチン（抗
酸化性を有するフラボノイド）が含まれるのも特徴である．ルチンはかつてビタミン
P*と呼ばれていた．

　ソバは粉食形態と粒食形態の両方で利用されている．わが国ではめん（ソバ切り）
が最も親しまれた加工食品であるが，このほか，まんじゅう，菓子，団子，粒食
のソバ米「徳島と山形」，（むきソバともいう）などで利用されている．世界各地で利
用されており，おもな利用国としてアジア諸国（中国，ブータンなど），ロシア，ウ
クライナ，欧州（ポーランド，フランス，スロベニアなど）などがあげられる．中国で
は蕎麺（長いめんだけではなくさまざまな形をしたソバ粉食品の意）として利用されてい
る．欧州やロシアなどではソバ米（カーシャと呼ばれる），パスタ様長いめん（イタリ
アでピゾッケリーと呼ばれる），ガレット（フランス），パンケーキ，ケーキ，ビールな
ど多彩な形態で利用されている．

c．ライムギ

　ライムギは，イネ科ウシノケグサ亜科ライムギ属に属する一年生または越年生
の草本である．多くの種類がある．ライムギ粒は脱穀によって稈から容易に離れ，
玄ライムギ（穎果）が得られる．タンパク質は，アルブミン（約34%），グロブリン（約
11%），プロラミン（約19%），グルテリン（約9%）からなっている．アミノ酸価は
87で，小麦，米より高い．リシンが第一制限アミノ酸である．デンプンは，ア
ミロペクチン約70%，アミロース約30%の割合で含まれている．ドイツ，オー
ストリア，チェコ，スロバキア，ロシアなどの諸国で，パンとして利用されてい
る．ライムギタンパク質はグルテンを形成しないので，ライムギ粉だけでパンを
つくると密に詰まった仕上がりになる．このため，サワードウ（デンプンが分解して
CO$_2$が泡となる）を用い，小麦粉を適当に混ぜてパンがつくられる．

d．エンバク（オート麦）

　エンバクは，イネ科のカラスムギ属に属する一年生または越年生の草本である．
オート麦ともいう．エンバクには，穎果が稈から簡単に離れない有稈種と，容易
に離れる裸種との 2種がある．エンバクのおもな栽培種は，有稈種である．こ
のほかの栽培種としてアカエンバクや，裸種のハダカエンバクなどがある．原産
地は中東といわれる．世界各地で栽培されているが，特に米国，カナダ，欧州な
ど緯度35 ～ 50°の北半球が栽培の中心となっている．成分的には，デンプンが
主体であるが，タンパク質含量が比較的多く，またアミノ酸価は98と比較的高

　　　　　　　　　　　　　　　　　　　　　　　　　　2．植物性食品

いのが特徴である．また，食物繊維の含量がほかの穀類に比べて比較的多く，血中コレステロール低下作用（水溶性食物繊維のβ-グルカンによる）が認められ，注目を集めている．オートミールがよく知られた食品である．このほか，ビスケットやケーキなどに利用されている．中国西北地方には莜麦（ゆうまい）というハダカエンバクの一種があり，めんなどに利用されている．

e.　アマランサス

　アマランサス（アマランスともいう）は，ヒユ科ヒユ属の一年生草本である．わが国ではセンニンコクおよびヒモゲイトウと呼ばれてきた．アマランサスには野生種を含めると，約60種類あるといわれる．アマランサスは穀粒用，野菜用，園芸用として幅広く利用されている．穀粒用には，おもに*Amaranthus hypochondriacus*（メキシコ原産）などが用いられている．ほかの穀類・雑穀類に比べ，アミノ酸組成によるタンパク質含量は13.5％と多く，リシンやトリプトファン含量が多いので，アミノ酸価は85である．また，食物繊維（7.4％），カルシウム，マグネシウム，カリウム，亜鉛，銅などの無機質に富んでいる点も特徴である．アマランサスは，かつてアステカ族やインカ族の重要な穀物であったが，スペイン人に征服された後は，長い間忘れ去られていた．最近，新しい食材として世界中で注目され，小麦代替加工食品（パン，めん，ビスケットなど）やアレルギーの代替食品などに利用されている．

f.　アワ

　アワは，イネ科に属する一年生草本である．アワには，オオアワとコアワの2種がある．アワの原産は東アジアといわれ，また原種はエノコログサであると考えられている．アワにはデンプンの組成の違いから，うるち種ともち種とがある．わが国では，古来オオアワのもち種がおもに栽培されてきた．デンプン以外に，タンパク質，食物繊維（不溶性食物繊維が多い），亜鉛や銅などの無機質に富んでいる．

表 2.10　その他の雑穀の特徴と利用

雑穀名	分類	特徴・利用
キビ	イネ科キビ亜科	穎果は黄色，白色，褐色などの色をしており，アワに似ているがアワよりも大きい．もち種とうるち種とがあるが，わが国ではもち種が多く利用されてきた．製粉して，きび団子や餅，あめなどの形で利用している
ヒエ	イネ科キビ亜科ヒエ属	多数の種類が知られている．米とともに炊飯して利用する
ハトムギ	イネ科キビ亜科ジュズダマ属	米とともに炊飯して利用する．漢方薬（いぼとり，利尿，鎮痛などの作用）としても利用される
モロコシ	イネ科キビ亜科	高粱（コーリャン）ともいう．米国，インド，中国などで栽培されている．中国では，粥などとして食したり，酒（高粱酒）の原料に用いられている
シコクビエ	イネ科スズメガヤ亜科	インド，アフリカなどで栽培・利用されている
トウジンビエ	イネ科キビ亜科	インド，アフリカなどで栽培・利用されている
テフ	イネ科スズメガヤ亜科	エチオピアに特有の穀類で，パンなどの形で利用されている
キヌア	ヒユ科アカザ属	擬穀物である．南米などで栽培・利用されている．タンパク質，食物繊維，マグネシウムなどを比較的多く含む

タンパク質のアミノ酸価は42と比較的低く，リシンが第一制限アミノ酸となっている．粥，団子，おこしなどの形で利用され，また水あめ，酒（中国の黄酒）などの原料として利用されている．また，コハダ，イワシなどの小魚を保存するのに，アワを利用したアワ漬けがある．

g. その他の雑穀

その他の雑穀の特徴と利用を表2.10に掲げる．

問題 穀類のたんぱく質に関する記述である．誤っているのはどれか．1つ選べ．
[第27回管理栄養士国家試験 2013年問題51]
(1) 米の主要たんぱく質は，オリゼニンである．
(2) 小麦の主要たんぱく質は，グルテニンとグリアジンである．
(3) とうもろこしの主要たんぱく質は，ゼインである．
(4) そばのたんぱく質含有量は，小麦より少ない．
(5) 精白米のたんぱく質含有量は，小麦より少ない．

2.3 いも類

A. いも類の種類

いも類は，多年生植物の地下茎あるいは根の一部が肥大して，塊茎（かいけい）あるいは塊根（かいこん）となった作物の総称である．塊茎にはジャガイモ，サトイモ，コンニャクイモ，キクイモ，ハスイモなどがあり，塊根にはサツマイモ，キャッサバなどがある（図2.6）．

a. ジャガイモ（ばれいしょ）

原産地は南米のアンデス山地で，冷涼な気候で栽培される草丈30〜90cmのナス科の多年生草本である．イモは地下茎の先が肥大した塊茎で，塊茎形成の適温は16〜18℃である．ロシアや欧州などで多く生産され，現在，世界のいも類のうち最も広く利用されている．日本では約80%が北海道で生産されており，早春に種イモを植えつけ，夏から秋に収穫する．日本で生産される品種は男爵が多く，農林1号，紅丸（べにまる），メークインなどがある．

b. サツマイモ（かんしょ）

熱帯から温帯南部にかけて広く栽培されるヒルガオ科に属する多年生草本で，イモは根が肥大した塊根である．原産地は中央アメリカといわれているが，現在

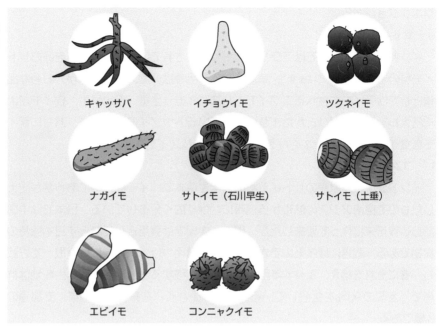

図 2.6　ジャガイモ，サツマイモを除き，比較的よく利用されるいも類

キャッサバ　　イチョウイモ　　ツクネイモ

ナガイモ　　サトイモ（石川早生）　　サトイモ（土垂）

エビイモ　　コンニャクイモ

はおもにアジア，アフリカで生産されている．日本へは中国，琉球を経て鹿児島に伝わったといわれており，江戸時代に青木昆陽により救荒作物として全国に広められた．春に種イモを植えてイモから茎を萌芽させ，切って苗として畑に挿し，苗の茎基部から発根した根の一部が夏ころから肥大してイモになり，秋に収穫される．このように栽培が比較的容易で，単位面積あたりのエネルギー収量があらゆる作物の中で最も高い．耐寒性があまりないので，わが国では現在主として関東以南で栽培されている．

c.　キャッサバ

　ブラジル原産で，草丈 2 ～ 3 m のトウダイグサ科の多年生草本であるが，亜熱帯では一年生となる．イモは茎の基部から出た塊根の肥大したものである．世界中に広く分布していて，ジャガイモ，サツマイモに次いで生産量が多い．熱帯各地で栽培され，重要な食料であるとともに，デンプン製造の原料として用いられている．栽培は成熟した茎の中央部を約 30 cm に切り，土中に挿入しておくと発根して成長する．根は深さ 3 ～ 5 m に達し，1 株に 5 ～ 10 個のイモがつき，イモにデンプンを蓄積する．

d.　ヤマノイモ

　中国原産で，熱帯と亜熱帯に自生している多年生つる性植物で，可食部は地下茎が肥大したものである．サトイモが人家の周辺（里）で栽培されたのに対して，ヤマノイモは半野性状態で人里離れてつくられた．長形のナガイモ，塊形のツクネイモ，ヤマトイモ，扁平形のイチョウイモなどの栽培品種のほかに，野性種の

ジネンジョがある.

e. サトイモ

　インド原産で，現在ではアフリカで多く生産されている．高温多湿を好むサトイモ科の一年生（熱帯では多年生）草本である．品種は非常に多くあるが，おもな品種としては子イモを食べるエグイモ，ハスバイモ，土垂（どだれ），石川早生（わせ），親イモがよく肥大し，子イモとひとかたまりになっているトウノイモや八つ頭，おもに親イモを食べる赤芽，葉柄（ズイキ）を食べるものにハスイモなどがある.

f. コンニャクイモ

　インドシナ半島原産のサトイモ科の多年生草本で，イモは地中にある茎が肥大したもので東南アジアの熱帯から温帯にかけて広く分布している．日本では中国から仏教伝来に伴って渡来したが，現在，中国では食用としておらず日本独特の食物である．栽培にはイモにできる子イモを植えつけ，毎年秋に掘り取って貯蔵し，春にそれを植え，3～4年目の親イモを収穫する．日本のおもな生産地は群馬で，全国の90%を生産している．品種は少なく，在来種，備中種，支那種の3種である.

B. いも類の成分

　イモの成分は種類により多少の違いはあるが，生イモの水分は，穀類の12～15%に比べ，60～80%と多く，主成分はデンプンで約13～30%を含み，タンパク質は約1～4%，脂質はほとんど含まれていない．ビタミンB_1およびビタミンCは比較的多く，特にビタミンCは野菜類に比べて調理による損失が少ない.

ジャガイモ：生イモの水分は約80%，固形分約20%のほとんどがデンプン（約17%）と少量のタンパク質（約2%）で，エネルギーはサツマイモのほぼ2/3である．ビタミンCが豊富に含まれている.

サツマイモ：品種によってイモの形，色，肉質あるいは食味が非常に異なっている．最近は食用，デンプン・アルコール製造用，飼料用など用途別に育成されている．成分はだいたいジャガイモと同じであるが，水分が約70%とジャガイモよりも約10%低く，その分デンプン含量が多い．ほかのイモと比べ，特徴としてはスクロース（ショ糖）や還元糖がジャガイモよりもやや多いため甘味をもち，タンパク質は少なく，繊維質が生イモ中約2.2%と多く，ビタミンCも豊富である．サツマイモの黄色はカロテンであり，ビタミンAの供給源となる.

キャッサバ：甘味種と苦味種とがあり，苦味種は有毒成分として青酸配糖体の**リナマリン**を含んでいる.

ヤマノイモ：生食できる唯一のいも類であり，その主成分はデンプンであり，特有の粘質物はグロブリン様タンパク質に少量のマンナンが結合したものである.

サトイモ：えぐ味は**ホモゲンチジン酸**と**シュウ酸カルシウム**によるもので，種類によりえぐ味の程度の差が大きい．独特のぬめりは**ガラクタン**などの多糖成分によるものである．

コンニャクイモ：在来種は，生長が遅いが，マンナン含量が多い．地中にできる扁球形の直径25cmくらいの球茎にグルコマンナンを10〜15%含有し，コンニャクの製造に利用される．

C. いも類の利用と加工

ジャガイモデンプンは穀類や他のイモに比べると，デンプン粒が大きく，糊化温度が低く，膨潤度が高く，糊の透明度や粘性が高いなどの特徴をもつ．そのためやや高価ではあるが，あんかけなどに使用する片栗粉として利用されている．

加工品としては，片栗粉のほかに，マッシュポテト，ポテトチップ，ハルサメ，菓子の原料として広く用いられている．食物繊維が少なく消化がよいのでそのまま調理して食用にでき，また味が淡白なので飽きがこない．ただし，緑変した皮や発芽部分に含まれるアルカロイドの一種の**ソラニン**は，有毒配糖体でわずかにえぐ味があり，多量に摂取すると，中毒を起こすおそれがある．そのため，調理の際は，皮を厚くむいて，芽の部分をえぐり，十分に加熱する必要がある．わが国では発芽防止の目的でγ線照射したものが市場に出回っている．皮をむいて空気に触れさせておくと，すみやかに褐変するのは，ジャガイモに含まれるアミノ酸の一種の**チロシン**が**チロシナーゼ**という酵素の働きで空気中の酸素と反応し，ポリフェノール化合物を経てメラニン色素に変わるためである．ジャガイモを加熱すると酵素が失活するので褐変しない．

サツマイモはデンプンをマルトース（麦芽糖）に分解する酵素であるβ-アミラーゼを多く含むため，ゆっくり加熱していくと，この酵素が作用してマルトースが生成され甘味が増す．この性質を利用して，そのまま蒸したり石焼いもとされる．電子レンジによる短時間の加熱では酵素がすみやかに失活するので，あまり甘くならない．サツマイモデンプンはジャガイモデンプンのように高純度に精製することがむずかしく，おもにアルコール発酵，ブドウ糖（グルコース）製造などの原料に用いられる．

キャッサバのデンプンはタピオカデンプンと呼ばれ，丸く固めたものがタピオカパールである．

ヤマノイモは強力なアミラーゼを含んでいるので，生のままでトロロとして食してもよく消化される．さまざまな栄養成分を豊富に含んだ滋養強壮食品でもある．和菓子やソバを打つときのつなぎとして用いられる．

コンニャクはコンニャクイモの生イモをすりおろしたものまたは精粉に水を加えて十分に練ったのち，石灰などを加えて凝固し，熱湯で仕上げたものである．

食物繊維としての働きがある低エネルギー食品である.

問題　いも類についての記述である.　正しいのはどれか.
　　　[平成 27 年度栄養士実力認定試験第 12 回問題 31]
（1）さつまいもは, 10℃以下で貯蔵する.
（2）じゃがいもの芽や緑化した皮部の有害成分は, ヤラピンである.
（3）こんにゃくいもの利用部位は, 塊根である.
（4）いも類に含まれるビタミン C は, 加熱調理による損失が少ない.
（5）さといもの粘質物は, ホモゲンチジン酸である.

2.4　豆類

　豆類は, 双子葉類バラ目マメ科に属する一年生および越年生の草本で, おもに種子を食用とする作物の総称である. 完熟後の乾燥種子のほか, 未熟時の種子, 莢(さや), 茎葉および塊根なども食料や飼料に用いられる. マメ科植物は, 根粒中に共存する根粒菌の窒素固定作用により空中窒素を同化してやせ地にも生育する. この特性から, レンゲなどが緑肥*に利用されている. わが国の年間消費量は約400万トンで, その約90%を大豆が占めている.

*　植物の葉や茎を田畑にすきこみ, 腐敗させて肥料とすること.

A.　豆類の種類

　豆類には, 脂質の含量が多く油糧種子として利用されるものと, 脂質は少ないが炭水化物を多く含むものとがある. 前者に属するものとして大豆, ラッカセイ, 後者としてアズキ, インゲンマメ, エンドウ, ササゲ, ソラマメ, ツルアズキ, ヒヨコマメ, ベニバナインゲン, ライマメ, リョクトウ, レンズマメなどがある（図2.7）. なお, ラッカセイは食品成分表では種実類に分類されているが, マメ科に属しているので豆類として扱った.

a.　大豆（ダイズ）

　東アジア原産の一年生草本で, 太古から栽培されており, 日本へは約2000年前に伝えられた. 大豆の利用は長くアジア地域に限られ, 特色ある食文化を発展させた. 欧米諸国に伝わったのは, 比較的新しく18世紀以降のことである. わが国には300種以上の栽培品種があり, 形態的特性（種皮や臍(へそ)の色, 種子や莢の形など）, 産地（国内産, 米国産, 中国産など）, 用途（油脂用, 煮豆用, エダマメ用など）および収穫時期などによって細かく分類されている. 収穫時期による分類には, 夏大豆型（4

図 2.7　豆類
［豆類協会］

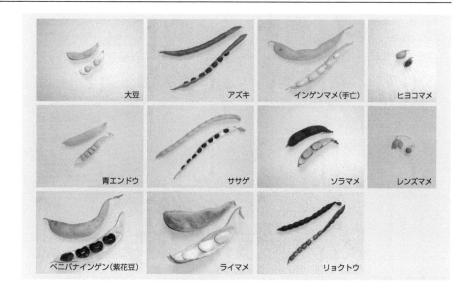

大豆　アズキ　インゲンマメ(手亡)　ヒヨコマメ

青エンドウ　ササゲ　ソラマメ　レンズマメ

ベニバナインゲン(紫花豆)　ライマメ　リョクトウ

〜5月に播種して7〜8月に収穫)，秋大豆型(6〜7月に播種して11〜12月に収穫)とその中間型がある．大豆の栽培は，もともと根粒菌の働きに依存した無肥料栽培に近いものであったが，第二次世界大戦の前後から窒素肥料が使われるようになった．

　近年，遺伝子組換え技術を用いて開発された，除草剤に強い性質をもった品種も栽培されている．

　大豆の世界総生産量は3億トンを超え，おもな生産国は米国，ブラジル，アルゼンチン，中国，インドなどである．国内生産量は大正期には55万トンに達していたが，戦後は安価な大豆の輸入で生産量が減少した．最近の生産量は約20万トンで，主産地は北海道，自給率は約5％である．

b.　アズキ(小豆)

　中国原産の一年生草本である．日本へは3世紀以降に中国から伝わった．古くからめでたい行事にかかわり，赤飯などに使用された．主産地は北海道で，国内生産量の大部分を占めている．モヤシ，甘納豆，和菓子のあん(餡)に利用される．

c.　インゲンマメ(隠元豆)

　メキシコ原産の一年生草本で，中南米地域の重要な植物性タンパク質源である．隠元禅師によって中国から日本へ伝わった(1654年)とされるので，この名がある．さまざまな形態(種子の大きさ，種皮の色など)の品種があるほか，未熟な莢を食用とするもの(サヤインゲン)もある．国内生産量の大部分を北海道が占めている．

d.　エンドウ(豌豆)

　西南アジア原産の一年または越年生草本である．エンドウとはもともと園芸用品種garden peasのことで，野生種field peasに対する名称である．多くの品

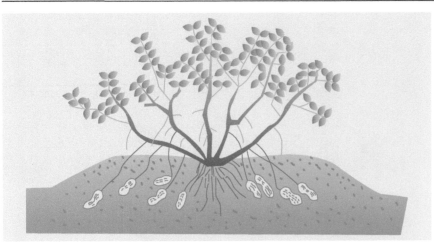

図 2.8　ラッカセイの結実

種があり，種子用，むき実用(グリンピース)，莢用(サヤエンドウ)などに分けられる．

e. ソラマメ(蚕豆，空豆)

　北アフリカ原産の一年または越年生草本である．肥大した莢が繭のように見えるので"蚕豆"，莢が空のほうを向くので"空豆"と表記される．完熟および未熟の種子とも食用とされる．

f. ササゲ(大角豆)

　西アフリカ原産の一年生草本である．種子と若莢が利用される．成熟した種子は種皮が破れにくく，アズキの代わりに赤飯や煮豆に用いられる．

g. リョクトウ(緑豆)

　インド原産の一年生草本である．緑色種と黒色種があり，モヤシの材料として中国，東南アジアから輸入されている．

h. ラッカセイ(落花生)

　南アメリカ原産の一年生草本で，脂質含量が多いのが特徴である．中国から日本へ伝わったので，ナンキンマメ(南京豆)の名がある．地上で開花後，受粉すると子房の茎の部分が伸びて地中に入り結実するのが大きな特徴である(図2.8)．菓子用材料のほか，すりつぶして，和え物，落花生豆腐に利用される．さらに，炒ったあと，磨砕し，食塩，砂糖を加えてペースト状にしたピーナッツバターとして利用される．食品成分表では種実類に分類されている．

i. その他の豆類

　世界の各地域で多く栽培され食用とされており，あんの材料用などに日本へ輸入されているものもある．

(1) ヒヨコマメ　　トルコおよび中央アジア原産の一年生草本である．ミックスナッツの材料とされる．インドで多く生産されている．

(2) ライマメ (ライママメ)　　中央〜南アメリカ原産の一年または越年生草本で，

アオイマメ，バターマメとも呼ばれる．

(3) ツルアズキ　　中国原産の一年または越年生草本で，つる状の分枝を生じタケアズキとも呼ばれる．煮た豆が米の代わりに食されることもある．

(4) ベニバナインゲン（紅花隠元）　　メキシコ～中央アメリカ原産の一年または越年生草本で，ハナササゲとも呼ばれる．緋色（ひいろ）の花が咲き，観賞用に栽培されることもある．

(5) レンズマメ　　近東および地中海地域原産の一年生草本で，ヒラマメとも呼ばれる．挽き割った種子（ダールまたはダルと呼ばれる）はスープに用いられる．

(6) シカクマメ（四角豆）　　多年生のつる植物で，原産地は特定されていないが東南アジア地域で広く栽培されている．莢の横断面が四稜形となるので，この名がある．未熟な莢を野菜として利用するのが一般的で，食品成分表では野菜類に分類されている．完熟した種子には，大豆に匹敵する量のタンパク質と脂質が含まれている．

B.　豆類種子の構造

開花後に受粉するとめしべの子房がふくらみ果実になり，子房の中の胚珠が種子となる（2.7節も参照）．豆類の種子は穀類種子とは異なり，胚乳組織はこん跡程度であり，種皮，子葉，胚から構成されている．主要な可食部は子葉である．種子は莢に包まれ，臍の部分で莢に固定されている（図2.9）．

種皮の外側はクチクラ層となっており，その内側には柵状層，時計皿細胞，海綿状柔組織，胚乳残存組織（糊粉層と内胚乳扁平細胞）などがある（図2.10）．種皮の子葉は種子の大部分を占め，臍で莢から養分をとって貯蔵し，胚軸から発芽植物に養分を供給する．子葉の最外部は1層の細胞層（表皮）で，その内側に柵状層が続いている．さらにその内部に分布する子葉細胞の中には**プロテインボディー**と呼ばれる細胞内顆粒が観察される（図2.10）．胚は，幼芽，胚軸，幼根からなる（図2.9）．マメ種子を暗所で発芽させた幼植物（芽生え）は，下胚軸が発達したモヤシとなる（図2.11）．

図 2.9　種子の外観と断面図（大豆）

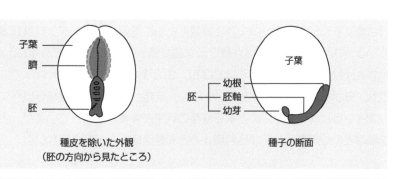

子葉　　臍　　胚

種皮を除いた外観
（胚の方向から見たところ）

子葉

胚 — 幼根　胚軸　幼芽

種子の断面

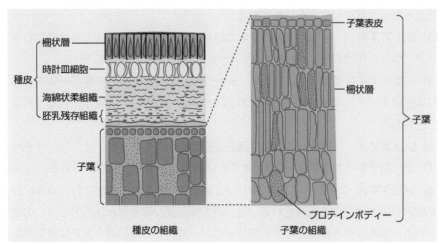

図 2.10　種皮と子葉の組織（大豆）

柵状層
時計皿細胞
海綿状柔組織
胚乳残存組織
種皮
子葉

子葉表皮
柵状層
子葉
プロテインボディー

種皮の組織　　　　　子葉の組織

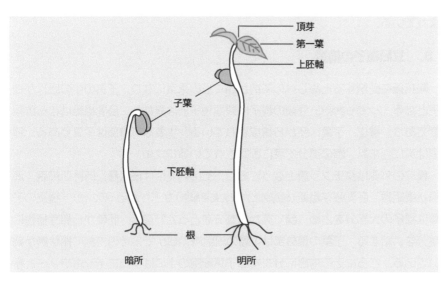

図 2.11　大豆の幼植物

頂芽
第一葉
上胚軸
子葉
下胚軸
根

暗所　　　　　明所

C.　豆類種子の成分

　前述のように，豆類には脂質の含量が多く油糧種子として利用されるタイプと，脂質は少ないが炭水化物の含量が多いタイプがある．いずれの場合もタンパク質の含量は多く（20〜34%）（表2.11），穀類とともに重要な植物性タンパク質源となっている．豆類のタンパク質は含硫アミノ酸が第一制限アミノ酸であることが多い．穀類と比較したとき，ビタミンではB_1，B_2が多く，無機質（ミネラル）ではカルシウム，鉄が多いのが特徴である（表2.11）．また，豆類には栄養成分以外にトリプシンインヒビターをはじめとする各種の抗栄養物質が含まれているが，生食せず加熱などの処理を行ってから利用すると問題はほとんど起こらない．

食品名	エネルギー (kcal)	水分 (g)	タンパク質*1 (g)	脂質*2 (g)	炭水化物*3 利用可能炭水化物(単糖当量) (g)	差引き法による利用可能炭水化物 (g)	食物繊維総量 (g)	灰分 (g)	灰分 (g)	無機質 ナトリウム (mg)	カリウム (mg)	カルシウム (mg)	マグネシウム (mg)	リン (mg)
アズキ	304	14.2	17.8	0.8	46.5*	37.7	24.8	3.4	3.4	1	1300	70	130	350
インゲンマメ	280	15.3	17.7	1.5	41.8*	42.3	19.6	3.7	3.7	Tr	1400	140	150	370
エンドウ 青エンドウ	310	13.4	17.8	1.5	42.7	47.8*	17.4	2.2	2.2	1	870	65	120	360
ササゲ	280	15.5	19.6	1.3	40.7*	41.5	18.4	3.6	3.6	1	1400	75	170	400
ソラマメ	323	13.3	20.5	1.3	37.6	52.8*	9.3	2.8	2.8	1	1100	100	120	440
ダイズ(国産)黄大豆	372	12.4	32.9	18.6	7.0*	8.3	21.5	4.7	4.7	1	1900	180	220	490
ツルアズキ	297	12.0	(17.8)	1.0	39.6	43.3*	22.0	3.9	3.9	1	1400	280	230	320
ヒヨコマメ	336	10.4	(16.7)	4.3	41.3	49.4*	16.3	2.9	2.9	17	1200	100	140	270
ベニバナインゲン	273	15.4	(13.8)	1.2	36.2	38.4*	26.7	4.5	4.5	1	1700	78	190	430
ライマメ	306	11.7	(18.8)	1.3	37.2	44.8*	19.6	3.8	3.8	Tr	1800	78	170	250
ラッカセイ	572	6.0	24.0	46.4	10.7*	12.4	8.5	2.3	2.3	2	740	49	170	380
リョクトウ	319	10.8	20.7	1.0	45.4	49.4*	14.6	3.5	3.5	0	1300	100	150	320
レンズマメ	313	12.0	(19.7)	1.0	45.2	47.9*	16.7	2.7	2.7	Tr	1000	57	100	430

食品名	無機質 鉄 (mg)	亜鉛 (mg)	銅 (mg)	マンガン (mg)	モリブデン (µg)	ビタミン A β-カロテン当量 (µg)	レチノール活性当量 (µg)	B1 (mg)	B2 (mg)	ナイアシン (mg)	葉酸 (µg)	パントテン酸 (mg)	ビオチン (µg)
アズキ	5.5	2.4	0.68	1.09	210	9	1	0.46	0.16	2.2	130	1.02	9.6
インゲンマメ	5.9	2.5	0.77	1.93	110	6	Tr	0.64	0.16	2.0	87	0.65	9.5
エンドウ 青エンドウ	5.0	4.1	0.49	–	280	92	8	0.72	0.15	2.5	24	1.74	16.0
ササゲ	5.6	4.9	0.71	–	380	19	2	0.50	0.10	2.5	300	1.30	11.0
ソラマメ	5.7	4.6	1.20	–	260	5	Tr	0.50	0.20	2.5	260	0.48	13.0
ダイズ(国産)黄大豆	6.8	3.1	1.07	2.27	350	7	1	0.71	0.26	2.0	260	1.36	28.0
ツルアズキ	11.0	3.1	0.73	2.92	220	22	2	0.50	0.13	2.0	210	0.75	9.7
ヒヨコマメ	2.6	3.2	0.84	–	150	19	2	0.37	0.15	1.5	350	1.77	21.0
ベニバナインゲン	5.4	3.4	0.74	1.50	41	4	Tr	0.67	0.15	2.5	140	0.81	8.4
ライマメ	6.2	2.9	0.70	1.85	380	6	Tr	0.47	0.16	1.9	120	1.05	9.2
ラッカセイ	1.6	2.3	0.59	1.56	88	8	1	0.41	0.10	20.0	76	2.56	92.0
リョクトウ	5.9	4.0	0.91	–	410	150	13	0.70	0.22	2.1	460	1.66	11.0
レンズマメ	9.0	4.8	0.95	1.57	180	30	3	0.52	0.17	2.5	77	1.58	23.0

注：Tr は微量含まれていることを示す．（　）内の数値は文献等による推定値．＊1　アミノ酸組成によるタンパク質，＊2　脂肪酸のトリアシルグリセロール当量，＊3　炭水化物の＊はエネルギー計算に用いた値

表2.11　豆類の成分（全粒・乾燥品の可食部100gあたりの数値）
[資料：文部科学省，日本食品標準成分表2020年版（八訂）]

a．種子の栄養成分

(1) 大豆　タンパク質（アミノ酸組成による）が約33%含まれているが，その60〜70%は貯蔵タンパク質として子葉中のプロテインボディーに蓄えられている．タンパク質は大部分がグロブリンであるが，共存する可溶性成分（おもに塩類）の働きによって水で容易に抽出される．水で抽出されたタンパク質は，まず超遠心分析による沈降定数から4種のグロブリンに分類されたが，その後さらに免疫学的な分類がなされるようになった（表2.12）．β-コングリシニンとグリシニンで約

沈降定数による分類	免疫学的分類
2S グロブリン（16）	α−コングリシニン（15）
7S グロブリン（48）	β−コングリシニン（28）
	γ−コングリシニン（3）
11S グロブリン（31）	グリシニン（40）
15S グロブリン（3）	―

表 2.12　大豆グロブリンの分類と相互の対応
注：かっこ内の数字は含量（%）を示す．

70%を占めており，この両成分が大豆のタンパク質およびそれを利用した加工品の性質に大きな影響をおよぼしている．

　全粒のアミノ酸組成では含硫アミノ酸が少ないが，アミノ酸価は100である．リシンが多いため，米との混食による補足効果が期待できる．また，酸性アミノ酸は，実際にはグルタミン，アスパラギンのようにアミノ基を1つ余分に有する酸アミドとして多く存在するため，大豆および大豆製品の窒素−タンパク質換算係数は標準値（6.25）より小さくなり，通常5.71が用いられている．

　脂質は半乾性油*1で，大部分は中性脂肪であり，プロテインボディーの隙間を埋めている小さな顆粒（**スフェロソームまたはリピッドボディーと呼ばれる**）の中に蓄積されている．脂肪酸の約50%はリノール酸が占めており，オレイン酸との割合は2：1である．そのほかに，α−リノレン酸，パルミチン酸，ステアリン酸が含まれている．約1%のリン脂質はレシチンで，食品の乳化剤として広く利用されている．

　炭水化物の主成分はスクロース，スタキオース，ラフィノースなどのオリゴ糖である．デンプンはほとんど含まれない．ビタミンE，ビタミンB群が多く含まれているが，ビタミンCはほとんど含まれない．

（2）ラッカセイ　　約46%の脂質（トリアシルグリセロール当量）が含まれており，大豆油とは逆に，多価不飽和脂肪酸より一価不飽和脂肪酸が多く含まれている．そのため，ヨウ素価は大豆油より低く，不乾性油*2である．タンパク質の主成分はグロブリンで，アミノ酸組成ではリシンが少ない．ビタミンB群の含量が多い．

（3）その他の豆類　　アズキ，インゲンマメ，エンドウ，ソラマメなどにはいずれもデンプンを主体とする糖質（単糖当量）が38〜47%以上含まれている．タンパク質（アミノ酸組成による）はグロブリンが主体で，17〜20%含まれている．第一制限アミノ酸は一般に含硫アミノ酸である．脂質（トリアシルグリセロール当量）は2%以下である．熱帯産シカクマメは大豆に似た成分組成を有する．

b．種子の抗栄養物質

　大豆をはじめとするほとんどのマメ種子には，膵臓から小腸内へ分泌されるタンパク質消化酵素トリプシンの作用を阻害する**トリプシンインヒビター**が含まれている．これに対して，インゲンマメには唾液と膵液に含まれるデンプン消化酵

*1　半乾性油：薄く塗ると空気で酸化重合が起こり，いくぶん固化乾燥する．ヨウ素価は100〜130である．

*2　不乾性油：薄く塗って長時間空気に触れても固化しない．ヨウ素価は100以下である．

素アミラーゼの作用を阻害する**アミラーゼインヒビター**が存在するが，それ以外のマメ種子にはほとんど含まれていない．これらのインヒビターは対象とする酵素と特異的に結合することにより酵素の作用を阻害する．

また，タチナタマメに含まれるコンカナバリンAのような**赤血球凝集活性**を示す**レクチン**がマメ種子中に広く存在することが知られている．レクチンは消化器官の粘膜上の糖タンパク質に結合して消化吸収の機能を低下させると考えられている．これらの抗栄養物質は，いずれもタンパク質が主体となっており，加熱によって活性を失うため，通常の食生活では問題にならない．

ライマメには青酸配糖体の**リナマリン**が含まれている場合があり，検査によってシアン化合物が検出されたものは食用とされない．大豆やアズキには水溶液中で起泡性を示すサポニン類が含まれているが，これらは溶血作用をもつことが知られている．このほか，豆類一般の色の濃い種皮には，消化酵素に非特異的に結合して酵素作用を阻害するおそれのある**ポリフェノール類***が含まれている．さらに，カルシウムや鉄などの金属の吸収に影響するフィチン酸の存在も知られている．

地中に結実するラッカセイには，土壌微生物の*Aspergillus flavus*などが侵入し，発がん性物質**アフラトキシン**が生じることがある．また，ソラマメを摂取したときに，地中海地方の住民の間に限って，しばしば急性の溶血性貧血をひき起こすことがある（ソラマメ中毒症）．これらの患者の赤血球は，ある種の薬物で破壊されやすいことから，ソラマメ中の毒性因子が同様の作用をするものと考えられている．

D. 豆類の利用と加工

豆類は，発芽種子，若莢，未熟種子および完熟種子が食用に供される．あんや煮豆には，種子の色がうまく使われており，アズキやインゲンマメなどの赤色は赤あん，インゲンマメの白色は白あんに，青エンドウはうぐいす豆，黒大豆は黒豆に利用されている．最も多く消費される大豆は，搾油用のほかにも豆腐類および微生物を利用した各種の発酵食品として広く用いられている．さらに，脱脂大豆から各種のタンパク質製品がつくりだされて，さまざまな分野に利用されている．

a. 野菜としての利用

(1) モヤシ　　モヤシは，大豆，リョクトウなどを高湿度の暗所で発芽させたもので，ビタミンC，B_2，ナイアシン量が増加する．マメ科ではアルファルファモヤシも利用される．

(2) 莢と未熟種子　　未熟種子を莢ごと野菜として用いるのは，サヤインゲン，サヤエンドウ（絹さやとも呼ばれβ-カロテン（560 μg / 100 g）もビタミンC（60 mg / 100 g）

* 黒大豆に含まれるポリフェノール類は抗酸化作用をもち，その有用性が注目されている．

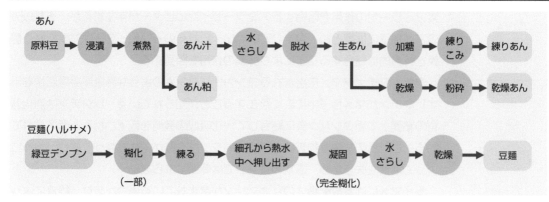

図 2.12　豆デンプンの加工と利用

も多い），サヤササゲ，シカクマメなどで，ナタマメの若莢は福神漬に使われる．大豆の未熟種子は，枝についたまま塩ゆでにしたのでエダマメと呼ばれる．ソラマメの未熟種子も塩ゆでなどにされて用いられる．エンドウの生マメはグリーンピースとして使われる．

b. デンプンの利用

(1) あん（餡）　あんは，豆類を煮てすりつぶし，組織を破壊して細胞をばらばらに分離させたものである．あん粒子は，細胞内で膨潤，糊化したデンプンを熱凝固したタンパク質が包んでおり，保形性に優れている．このため，原料豆はデンプン含量が多いことと，ある程度のタンパク質を含むことが必要となる．大豆，ラッカセイ，リョクトウ以外の豆類を雑豆（小豆など）と呼ぶが，いずれもあん材料となる（図2.12）．わが国では雑豆の約60％はあんや和菓子の製造に用いられている．

(2) 豆麺　豆類のデンプンを水でよく練り，細孔から熱水中に押し出してめん線状に固め，冷水にさらし天日で乾燥したものが豆麺で，煮くずれしにくい．中国ではリョクトウやソラマメなどからつくられる．わが国では，リョクトウの豆麺を「ハルサメ」と呼ぶが，ジャガイモやサツマイモのデンプンを原料とすることもある（図2.12）．

c. 大豆の加工と利用

(1) きな粉　大豆を炒り，粉末にしたものがきな粉で，黄色大豆や青大豆が用いられる．大豆臭の原因となる**リポキシゲナーゼ**の熱失活によって不快臭が改善されている．

(2) 豆乳　大豆を磨砕し熱水で抽出したのち，おからを除いたものを豆乳という．青臭さを除去する製造技術が開発されて飲料として一般化した．豆乳に糖類などを加えた調整豆乳，果汁などを加えた豆乳飲料などもある．

(3) 湯葉　豆乳を加熱して表面にできる皮膜をすくい取ったものが（生）湯葉で，これを乾燥させて保存用としている．湯葉はタンパク質と脂質を主成分とし，消

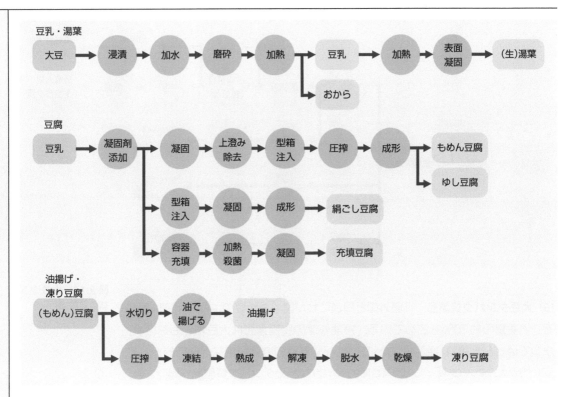

図 2.13　大豆の加工と利用

化吸収率が高い．湯葉は，豆乳タンパク質の疎水性部分が，熱変性によって露出し液表面で濃縮され凝集したものと考えられている（図2.13）．

(4) 豆腐類　豆乳に凝固剤を加えて凝固させたものが豆腐で，**もめん豆腐**や**絹ごし豆腐**などがある（図2.13）．硬めのもめん豆腐からは油揚げ類や**凍り豆腐**（高野豆腐）がつくられる．凝固剤には，**マグネシウム**や**カルシウム**塩，**天然苦り**（主成分は塩化マグネシウムで苦味がある）および**グルコノデルタラクトン**が用いられている．もめん豆腐は，豆乳を凝固させたのち，上澄みを除き，孔のある型箱に入れ圧搾・成形したものである．沖縄地方でつくられる海水または食塩の入った凝固剤を用いて凝固させたものは，ゆし豆腐と呼ばれている．絹ごし豆腐は，もめん豆腐用よりも濃い豆乳をつくり，これと凝固剤（グルコノデルタラクトンなど）を孔なしの型箱に入れ，全体をゲル状に固めたものである．いったん豆乳を冷却してから包装容器に注入・密閉して，加熱・凝固させた充填豆腐もある．

　豆腐の構造は，タンパク質粒子が二次的に会合してゆるい網目構造を形成しているものと考えられている．油揚げは，豆腐を水切りしてから油で揚げて膨張させたものである．凍り豆腐は，豆腐を凍結して氷の結晶をつくりタンパク質の網目状構造を形成させ，解凍によってスポンジ状として脱水乾燥させたもので，わが国独特の保存食品である．食品用大豆の約60%は豆腐類に利用されている．

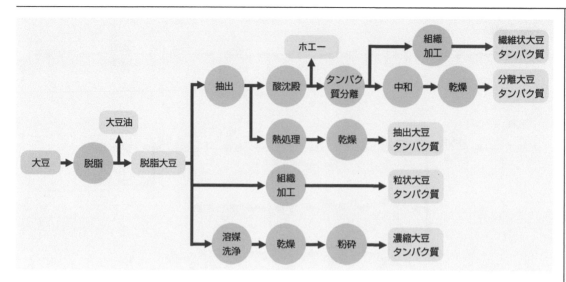

図 2.14　大豆タンパク質製品

(5) 大豆タンパク質製品　　諸外国と同様にわが国でも大豆の主要な用途は製油で，消費量の約70%を占めている．搾油残滓の脱脂大豆は大豆粕とも呼ばれ，かつてほとんど肥料や飼料となっていたが，資源の有効利用などを目的としてSPI（分離大豆タンパク質，タンパク質含量90%程度）などのタンパク質製品が開発され，種々のタンパク質食品素材として利用されている．これらは，保水性，乳化性，ゲル化性などの機能特性をもち品質の維持・向上を目的として，さまざまな加工品に添加されている（図2.14）．また，SPIを繊維状，組織状としたものが，各種の食品用に加工され利用されている．さらに，大豆タンパク質製品およびそれを酵素分解して得られる大豆ペプチドが，コレステロール低下やその他の生理作用との関連で注目されている．

　濃縮大豆タンパク質は，脱脂ダイズを水溶性の糖や無機塩類などを除き，タンパク質を濃縮してタンパク質含量を70%程度の純度にした製品である．

(6) 大豆発酵食品　　大豆を主要な原料とする発酵食品には，麹菌を利用する醤油，味噌，塩納豆，納豆菌（*Bacillus natto*）を利用する糸引き納豆などがある（6章参照）．そのほかにもテンペや豆腐ようがある．インドネシアの伝統食品テンペは，蒸煮した大豆やおからなどを原料にクモノスカビ（*Rhizopus*属）を増殖させたもので，薄く切り調味したり油で揚げたりして食される．豆腐ようは，2日間程度陰干しにした豆腐を米麹，泡盛，食塩を混ぜて調製したもろみに漬け込んで数か月間熟成・発酵させたもので，沖縄特産の嗜好食品である．

> **問題** 大豆（乾）についての記述である．正しいのはどれか．
> [平成 24 年度栄養士実力認定試験第 9 回問題 30]
> (1) 脂質を構成する脂肪酸の主成分は，リノレン酸である．
> (2) たんぱく質は，アルブミンが主成分である．
> (3) トリプシンインヒビターが含まれる．
> (4) ビタミン C 含量は，大根と同じ程度である．
> (5) でんぷん含量は，あずきと同じ程度である．

2.5　種実類

　種実類は穀類や豆類以外の植物の種子を食用にする食品の総称で，成分組成上，脂質が多く（50 〜 70%），かつタンパク質も相当量含む（20%）タイプと，糖質が主成分（30 〜 40%）で脂質の少ない（約 1%）タイプがある．前者はゴマ，クルミ，アーモンド，マツの実，アサの実などであり，後者はクリ，ギンナン，トチの実，ハスの実などである．クルミ，アーモンド，ギンナンは堅果類（けんか）としても分類される（図 2.15）．いずれもエネルギーに富み，栄養的に充実しているが，摂取量が少なく，1 人 1 日あたり 2 g 足らずである．

A.　クリ

　クリは全国の山野に自生する樹高約 10 m に達するブナ科の落葉 喬 木（きょうぼく）（高木）（こうぼく）である．クリには日本栗，中国栗，西洋栗，アメリカ栗などがある．日本のおもな産地は茨城，愛媛，熊本，埼玉の諸県である．球状に発達したイガの中に 1 〜 3

図 2.15　代表的な種実類

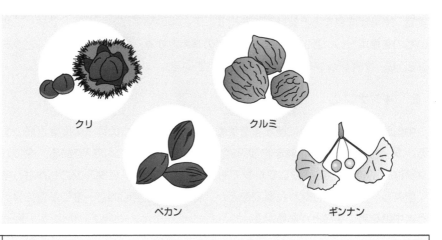

クリ　　クルミ

ペカン　　ギンナン

個の堅果（クリの実）があり，1粒10〜20g程度である．成分は水分が約60%，炭水化物が約35%で，主成分はデンプンである．スクロース，フルクトース，グルコースなどを含み甘味をもつ．ジャガイモとほぼ同程度のビタミンCを含んでいる．味は大粒よりも小粒のほうがよい．日本栗は日本と朝鮮半島に広く分布し，100種近い品種がある．丹波，伊吹，筑波，石鎚の各品種が登録されている．和菓子にも洋菓子にも多く使用されている．

中国産のクリは通称「甘栗」，あるいは天津甘栗として輸入されている．甘く渋皮がむけやすく，焼栗として市販されている．西洋栗は，焼いて煮て加工するマロングラッセの材料となる．

B. クルミ

クルミはクルミ科に属する落葉喬木で，日本に自生しているのはオニグルミとヒメグルミであり，栽培品種にトウクルミ（テウチクルミ）がある．長野県が主要産地で，ほかに東北，北陸地方でも産する．クルミは1粒10〜20g（実（堅果）は5〜6g）であり，種子の主成分は脂質約70%，タンパク質約15%，水分約3%でかなりの高エネルギー食品である．

C. ペカン

北米原産のクルミ科の落葉喬木で，アメリカインディアンの重要な食料の1つであった．現在品種改良が進み，米国では代表的な種実類の1つとなっている．殻果（かくか）は小さく，表面は平滑，熟すると外果皮が開裂し，1個の褐色の核が現れる．栄養価はクルミに類似している．ペカン油は高級サラダ油でドレッシングとしても使われる．

D. アーモンド

西アジア原産のバラ科に属する落葉喬木である．熱帯地方，南欧に産する木の実で，果実が成熟すると裂けて核を出す．その中の種子がアーモンドであり，甘いものを食用とし，苦いものは鎮咳（ちんがい）などの薬用とする．カルシウム，鉄，ビタミンE，B_2，ナイアシンなどが豊富に含まれている．

E. ギンナン

中国原産のイチョウ科に属する落葉喬木であるイチョウの種子の胚乳と胚である．クリと同様に炭水化物を約35%含み，その主体はデンプンである．タンパク質は約5%で主としてグロブリンである．β-カロテン，ビタミンCもかなり多く含有し，栄養的にかなり良質であるが，特殊成分を含むので一度に多量に食べると中毒を起こすことがある．

F. ゴマ

　原産地はアフリカで，ゴマ科の一年生草本で茎の高さは1m程度である．種まきしてから約90日で，果実を収穫する．果実は長楕円形で長さ2〜3cm，内部は数室に分かれ多数の種子がある．ゴマは世界で3,000種あるというが，赤道を中心に南北緯45度の範囲に栽培されている．種子の表皮の色で白ゴマ，黒ゴマ，黄ゴマに分類できる．種子は良質の油分を40〜55%含んでいる．ゴマ油は半乾性油で全脂肪酸に対する不飽和脂肪酸のリノール酸とオレイン酸の合計は約80%に達する．また，強い抗酸化性があるセサミノールをはじめとするリグナン系物質が含まれる．ゴマは微量成分として，カルシウム，リン，鉄，ビタミンB_1を多く含んでいる．

問題 種実類に関する記述である．誤っているのはどれか．1つ選べ．［創作問題］
(1) 日本栗の主成分は，デンプンである．
(2) 日本栗には，ビタミンCが極めて少ない．
(3) クルミの種子の主成分は，脂質である．
(4) ゴマには，強い抗酸化性のあるセサミノールが含まれている．
(5) ギンナンは，青酸を含んでおり，一度に多く食べると中毒を起こすことがある．

2.6　野菜類

　野菜類は食品成分表では6番目の食品群とされ，2020年版では401品目が収載され，魚介類に次いで多い．

A. 野菜の種類と分類

a. 野菜の定義

　野菜の定義はいろいろあるが，「主として副食物として生鮮な状態で生食または調理される草本性植物」と定義されるのが一般的である．「野菜」という言葉の中には，栽培過程を経て生産された蔬菜（そさい）と自生の野草・山菜をあわせたものという意味が含まれている（図2.16）．

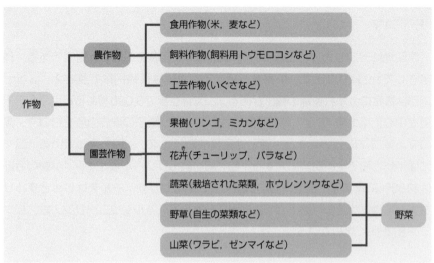

図 2.16　野菜の位置づけ

b. 野菜の分類

　野菜の分類にはさまざまな方法があり，遺伝的な特性に基づいた自然分類，利用部位による分類，カロテン含量による**緑黄色野菜***（ホウレンソウ，ピーマンなど）と**淡色野菜**（ハクサイ，ダイコンなど．「その他の野菜」ともいわれる）の分類，また伝統野菜・地方野菜（京野菜など），中国野菜，輸入野菜，有機野菜など便宜上使用されている分類も多い．

　ここでは，(1)自然分類（科属種による分類），(2)利用部位による分類，(3)自然分類を加味した利用部位による分類について述べる．

(1) 自然分類　　野菜を植物としてとらえ，学名により分類したものを自然分類という．世界で野菜として利用されているものはアブラナ科，マメ科，ナス科をはじめ100科，860種類以上ある．日本ではおよそ40科，140種類が利用されている．野菜の植物学的分類において，学名は属名－種名－変種名の順で記載する．図2.17にアブラナ科野菜の分類例を示す．カリフラワーとブロッコリーは変種名（variety, var.と略す）まで同じであることから非常に近縁である．実際カリフラワーはブロッコリーがアルビノ（色素合成ができなくなる）変異を起こし，遺伝的に固定されたものである．キャベツはカリフラワーと同種であり，ハクサイと同属であることから，キャベツとカリフラワーのほうがキャベツとハクサイより近縁であることがわかる．一方，カブとダイコンの形や食べ方はよく似ているが同種・同属ではなく，同じアブラナ科に属するだけで遺伝的にはそれほど近縁ではない．

(2) 利用部位による分類　　野菜として利用される部位（葉，地下部，果実，茎，花・蕾）の違いによって，①葉菜類，②根菜類，③果菜類，④茎菜類，⑤花菜類に5分類したものである（表2.13）．

*　厚生労働省通知「日本食品標準成分表の取扱いについて」により，栄養指導等における留意点の別表として示されている．

図 2.17　アブラナ科（Cruciferae）野菜の学名分類
ブロッコリーは *botrytis* のほか *italica* とも呼ばれることがある.

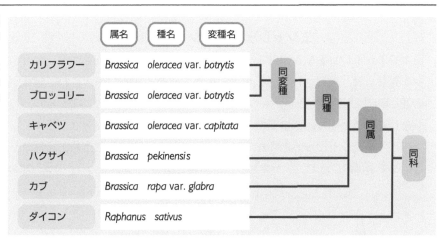

	属名	種名	変種名				
カリフラワー	*Brassica*	*oleracea* var. *botrytis*		同変種			
ブロッコリー	*Brassica*	*oleracea* var. *botrytis*			同種		
キャベツ	*Brassica*	*oleracea* var. *capitata*				同属	
ハクサイ	*Brassica*	*pekinensis*					同科
カブ	*Brassica*	*rapa* var. *glabra*					
ダイコン	*Raphanus*	*sativus*					

表 2.13　野菜の利用部位による分類

分類	食品名
葉菜類	キャベツ, コマツナ, シソ, ネギ, ハクサイ, パセリ, ホウレンソウ, ミツバ, ワケギ
根菜類	カブ, クワイ, ゴボウ, ダイコン, ニンジン, レンコン, ワサビ
果菜類	インゲンマメ, エダマメ, オクラ, カボチャ, キュウリ, ナス, ピーマン
茎菜類	アスパラガス, ウド, タケノコ, タマネギ, ニンニク, フキ, モヤシ, ユリネ
花菜類	アーティチョーク, カリフラワー, キク（食用）, ブロッコリー, ミョウガ

表 2.14　自然分類を加味した利用部位による分類
注：食品成分表では，菌類は野菜類ではなく，キノコ類として収載されている.

分類	食品名
ウリ類	キュウリ, シロウリ, カボチャ, トウガン, ヘチマ
ナス類・雑果類	ナス, トマト, トウガラシ, オクラ, トウモロコシ
豆類	ソラマメ, エンドウ, インゲンマメ, エダマメ
塊根類	ジャガイモ, サツマイモ, サトイモ, ハス, ショウガ
直根類	ダイコン, カブ, ニンジン, ワサビ, ゴボウ
菜類	ハクサイ, キャベツ, ブロッコリー, カリフラワー
生菜・香辛菜	セロリ, パセリ, チシャ, シソ, ウド, ミョウガ
柔菜	ミツバ, シュンギク, ホウレンソウ, アスパラガス, タケノコ
ネギ類	ネギ, ワケギ, タマネギ, ラッキョウ, ニンニク, ニラ
菌類	マッシュルーム, シイタケ, ナメコ, マツタケ, キクラゲ

（3）自然分類を加味した利用部位による分類　　利用部位による5分類で分ける方法はかなり大まかで，性質の著しく異なったものが同じ分類に含まれることもある．そこで利用部位による分類に自然分類を加味し，性質の似たものをそれぞれ一括し，①ウリ類，②ナス類・雑果類，③豆類，④塊根類，⑤直根類，⑥菜類，⑦生菜・香辛菜，⑧柔菜，⑨ネギ類，⑩菌類に10分類した方法がある（表2.14）.
　　一般的に野菜の分類は，利用部位による5分類と自然分類を加味した利用部位

エシャレットとエシャロット

日本でエシャレットあるいはエシャロットと呼ばれている野菜はラッキョウを発芽させ，土寄せしながら栽培したものである（図2.18）．これは戦後の混乱期に，発芽したラッキョウの茎をちょんまげ状にしばってエシャレットとして売ったのが始まりである．一方，本来のエシャロットは，日本ではベルギーエシャロットと呼んでエシャレットと区別することもある分球性のタマネギのことで，ラッキョウとは異種である．

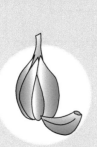
本来のエシャロット

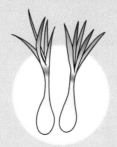
エシャレット

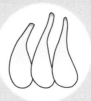
ラッキョウ

図 2.18　本来のエシャロット，エシャレット，ラッキョウの外観

による10分類が混合されて使われることが多い．

B.　野菜の成分

人間は炭水化物を米，小麦などの穀類から，タンパク質や脂質を肉・魚・卵類や油脂類からおもに摂取している．野菜にも炭水化物（糖質＋食物繊維）やタンパク質は含まれるが，私たちが野菜に期待する成分は豊富に含まれる各種ビタミンや食物繊維，微量の生理活性物質であろう．ここでは野菜類の特徴的な主要成分や生理活性成分について述べる．

a.　タンパク質，アミノ酸

野菜類の中でアミノ酸組成によるタンパク質が豊富なものはエダマメ（10.3%），ソラマメ（8.3%），グリンピース（5.0%）などの未熟豆である．そのほかヨモギ（4.2%），ニンニク（4.0%），芽キャベツ（3.9%），ブロッコリー（3.8%）も高い．タケノコのタンパク質含有率は2.5%である．また，タケノコは遊離アミノ酸やプリン体も多く，水煮にすると含量が多いチロシンが析出し白濁する．

b.　炭水化物

植物は成長のためのエネルギーを炭水化物として蓄える場合が多い．そのため根菜類など貯蔵部位を利用する野菜に多く含まれている．人間にとって利用可能な炭水化物（単糖等量または差引き法によるもの）の多い野菜はユリネ（24.3%），クワイ

(24.2%)，ニンニク（24.1%），ムカゴ（17.5%），セイヨウカボチャ（17.0%），ソラマメ（15.6%），レンコン（14.1%）などである（表2.15）．糖尿病など糖質制限を必要とする場合には，炭水化物ではなく，利用可能な炭水化物量の多い野菜の取り過ぎに注意が必要である．

c. 食物繊維

食物繊維はヒトの消化酵素で消化されない食物中の難消化性成分のことである．野菜類の食物繊維はリグニン，ペクチン，セルロース類である．食物繊維には大腸がんの予防，血中コレステロールの低下や上昇抑制作用による循環器系の疾病予防，またエネルギーとして利用可能な炭水化物の吸収抑制作用による糖尿病の予防・治療効果が期待されている．食物繊維の多い野菜はラッキョウ（20.7%），エシャレット（11.4%），トウガラシ（10.3%），アーティチョーク（8.7%），ホースラディシュ*（8.2%），ツクシ（8.1%），ヨモギ（7.8%），ヨメナ（7.8%），シソ（7.3%）などである．

＊ セイヨウワサビともいう．

d. 各種ビタミン

(1) ビタミンA　野菜に含まれるプロビタミンAはおもにβ-**カロテン**として存在し，このほか，α-**カロテン**，β-**クリプトキサンチン**もある．これら3成分をあわせたβ-カロテン当量が多い野菜では，可食部100 gあたりシソで11,000 μg，モロヘイヤで10,000 μg，ニンジン（根．皮つき．生）で8,600 μg，パセリで7,400 μg含有している（表2.15）．そのほか菜類などの葉菜類に1,000 ～ 6,000 μgと多く含有されている．トマトの赤色色素である**リコペン**はカロテノイド類であるがβ-イヨノン環をもたないためプロビタミンAの機能がない．しかし，β-カロテン当量として540 μg／100 g含まれており，1回に食べる量が多いことから緑黄色野菜*とされている．

(2) ビタミンC　野菜類は，果実類とともにビタミンC供給源として重要である．ビタミンC含量が多い野菜では，可食部100 gあたりトマピー 200 mg，赤ピーマン170 mg，芽キャベツ160 mg，黄ピーマン150 mg，ブロッコリー 140 mg，和種ナバナ130 mg，パセリ120 mg含有している（表2.15）．そのほか菜類を中心にビタミンCが多く含有されているが，ゆでることによる損失が大きいため，生や油炒めとして利用される野菜から効率よく摂取できる．

＊ 栄養指導の分野では，β-カロテン含量が600 μg／100 g以上の野菜を緑黄色野菜と呼んでいるが，600 μg以下でも果皮や果肉の色が緑，赤，黄色の濃い野菜（10種類でトマトを含む）を緑黄色野菜としている．

e. 無機質

野菜類は無機質も豊富で，カルシウム，カリウム，鉄などのよい供給源である．カリウムの多い野菜では，可食部100 gあたりパセリで1,000 mg，ヨモギで890 mg含有している（表2.15参照）．トマト（210 mg）やキュウリ（200 mg）などはパセリよりもカリウム量は低値であるが，食事として食べる量が多い野菜であるため，カリウムのよい供給源である．

利用部位による分類	学名分類	食品名	エネルギー (kcal)	水分 (g)	タンパク質*1 (g)	脂質*2 (g)	炭水化物*3 利用可能炭水化物(単糖等量) (g)	差引き法による利用可能炭水化物 (g)	食物繊維 (g)	灰分 (g)	無機質 ナトリウム (mg)	カリウム (mg)
葉菜類	アブラナ科	コマツナ	13	94.1	1.3	0.1	0.3	0.8*	1.9	1.3	15	500
	シソ科	シソ	32	86.7	3.1	Tr	−	1.0*	7.3	1.7	1	500
	アブラナ科	ハクサイ	13	95.2	0.6	Tr	2.0*	2.1	1.3	0.6	6	220
	セリ科	パセリ	34	84.7	3.2	0.5	0.9*	1.9	6.8	2.7	9	1000
	ヒユ科	ホウレンソウ	18	92.4	1.7	0.2	0.3*	0.1	2.8	1.7	16	690
根菜類	オモダカ科	クワイ	128	65.5	−	−	−	24.2*	2.4	1.5	3	600
	キク科	ゴボウ	58	81.7	1.1	0.1	1.1	10.4*	5.7	0.9	18	320
	アブラナ科	ダイコン	15	94.6	0.4	Tr	2.7*	2.9	1.4	0.6	19	230
	セリ科	ニンジン	35	89.1	0.5	0.1	5.9	6.8*	2.8	0.8	28	300
	ハス科	レンコン	66	81.5	1.3	Tr	14.2	14.1*	2.0	1.0	24	440
果菜類	ナス科	青ピーマン	20	93.4	0.7	0.1	2.3	3.0*	2.3	0.4	1	190
	ナス科	赤ピーマン	28	91.1	0.8	0.2	(5.3)*	5.8	1.6	0.5	Tr	210
	マメ科	インゲンマメ	23	92.2	1.3	0.1	2.2	3.0*	2.4	0.8	1	260
	マメ科	エダマメ	125	71.7	10.3	5.7	4.7	5.7*	5.0	1.6	1	590
	ナス科	ナス	18	93.2	0.7	Tr	2.6*	3.0	2.2	0.5	Tr	220
茎菜類	イネ科	タケノコ	27	90.8	2.5	0.1	1.4	2.5*	2.8	1.1	Tr	520
	ヒガンバナ科	タマネギ	33	90.1	0.7	Tr	7.0*	7.1	1.5	0.4	2	150
	ヒガンバナ科	ニンニク	129	63.9	4.0	0.5	1.1	24.1*	6.2	1.4	8	510
	ヒガンバナ科	ラッキョウ	83	68.3	0.9	0.1	−	9.2*	20.7	0.8	2	230
	マメ科	リョクトウモヤシ	15	95.4	1.2	0.1	1.3	1.8*	1.3	0.2	2	69
花菜類	アブラナ科	カリフラワー	28	90.8	2.1	0.1	3.2*	2.9	2.9	0.9	8	410
	アブラナ科	ブロッコリー	37	86.2	3.8	0.3	2.4*	3.1	5.1	1.2	7	460
	ショウガ科	ミョウガ	11	95.6	0.7	−	−	0.7*	2.1	0.8	1	210

＊1 アミノ酸組成によるタンパク質，＊2 脂肪酸のトリアシルグリセロール当量，
＊3 炭水化物の＊はエネルギー計算に用いた値
注：Tr は微量含まれていること，−は未測定であることを示す.

表 2.15 野菜類の一般成分（可食部 100 g あたりの量）
[資料：文部科学省，日本食品標準成分表 2020 年版（八訂）]

f. 辛味成分

　野菜の辛味成分はケトン類やイソチオシアネート類が代表的なものである. 辛味成分としてはトウガラシ中のカプサイシン, ショウガ中のジンゲロンなどのケトン類, ワサビ中のアリルイソチオシアネート, ダイコン中の4−メチルチオ−3−ブテニルイソチオシアネート, ブロッコリースプラウト中のスルフォラファン, クレソン中のフェネチルイソチオシアネートなどのイソチオシアネート類で

	カルシウム	マグネシウム	リン	鉄	亜鉛	ビタミン							B₁	葉酸	C
						A									
						レチノール	カロテン		β-クリプトキサンチン	β-カロテン当量	レチノール活性当量				
							α	β							
	(mg)	(mg)	(mg)	(mg)	(mg)	(μg)	(μg)	(μg)	(μg)	(μg)	(μg)	(mg)	(μg)	(mg)
	170	12	45	2.8	0.2	(0)	0	3100	28	3100	260	0.09	110	39
	230	70	70	1.7	1.3	(0)	0	11000	0	11000	880	0.13	110	26
	43	10	33	0.3	0.2	(0)	0	92	13	99	8	0.03	61	19
	290	42	61	7.5	1.0	(0)	0	7400	83	7400	620	0.12	220	120
	49	69	47	2.0	0.7	(0)	0	4200	34	4200	350	0.11	210	35
	5	34	150	0.8	2.2	(0)	0	0	0	0	(0)	0.12	140	2
	46	54	62	0.7	0.8	(0)	0	1	0	1	Tr	0.05	68	3
	24	10	18	0.2	0.2	(0)	0	0	0	0	(0)	0.02	34	12
	28	10	26	0.2	0.2	(0)	3300	6900	0	8600	720	0.07	21	6
	20	16	74	0.5	0.2	(0)	0	3	0	3	Tr	0.10	14	48
	11	11	22	0.4	0.2	(0)	6	400	3	400	33	0.03	26	76
	7	10	22	0.4	0.2	(0)	0	940	230	1100	88	0.06	68	170
	48	23	41	0.7	0.3	(0)	140	520	0	590	49	0.06	50	8
	58	62	170	2.7	1.4	(0)	42	240	7	260	22	0.31	320	27
	18	17	30	0.3	0.2	(0)	0	100	1	100	8	0.05	32	4
	16	13	62	0.4	1.3	(0)	0	11	0	11	8	0.05	63	10
	17	9	31	0.3	0.2	0	0	1	0	1	0	0.04	15	7
	14	24	160	0.8	0.8	(0)	0	2	0	2	0	0.19	93	12
	14	14	35	0.5	0.5	(0)	0	0	(0)	(0)	(0)	0.07	29	23
	10	8	25	0.2	0.3	(0)	0	3	5	6	Tr	0.04	41	8
	24	18	68	0.6	0.6	(0)	0	18	0	18	2	0.06	94	81
	50	29	110	1.3	0.8	0	0	900	7	900	75	0.17	220	140
	25	30	12	0.5	0.4	(0)	8	27	0	31	3	0.05	25	2

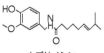

カプサイシン

ジンゲロン

ある．ワサビやダイコンはそのままでは辛味を呈さないが，調理の段階での切断や破砕によって辛味前駆体配糖体の**グルコシノレート**（シニグリンなど）がミロシナーゼと接触することにより分解され，辛味成分の非配糖体のイソチオシアネートが生じることによって，辛味を呈する(図2.19)．

g. えぐ味成分

野菜類の中で唯一えぐ味を呈するものはタケノコである．えぐ味成分としてホ

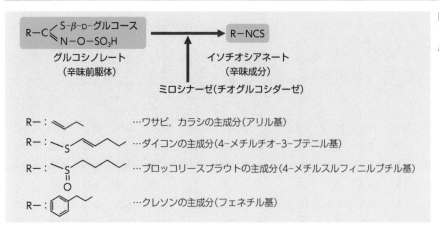

図 2.19 辛味成分イソチオシアネートの生成機構

R−C〈**S−β−D−グルコース** / **N−O−SO₃H**
グルコシノレート
(辛味前駆体)

→ **R−NCS**
イソチオシアネート
(辛味成分)

ミロシナーゼ(チオグルコシダーゼ)

R−：…ワサビ，カラシの主成分(アリル基)

R−：…ダイコンの主成分(4−メチルチオ−3−ブテニル基)

R−：…ブロッコリースプラウトの主成分(4−メチルスルフィニルブチル基)

R−：…クレソンの主成分(フェネチル基)

モゲンチジン酸が含まれている．ホモゲンチジン酸はタケノコのほか，野菜類以外ではサトイモにも含まれている．

h. 苦味成分

キュウリの苦味は**ククルビタシン**という成分が原因である．ニガウリは苦味成分として，**モモルデシン，チャランチン，コロソリン酸，ククルビタシン**を含む．レタスやチコリーの苦み成分は**セスキテルペンラクトン**類であり，**ラクチュシン，8−デオキシラクチュシン**および**ラクチュコピクリン**の3種類が苦味に寄与している．ラクチュコピクリンは含有量が多いうえに，苦味の閾値が低いことから，レタスとチコリーの苦味を感じる主要因である．

i. 香気成分

野菜を特徴づけるうえで，香りは味や歯ごたえと同様に大きな要因の1つである．野菜にはそれぞれ特有の香りや臭気を放つ香気成分が含まれている．ネギ属野菜に共通する臭気は，一般に**アルキル−L−システインスルホキシド**の二次的分解物(ジスルフィド)である．ニンニクの臭気は**ジアリルスルフィド，ジアリルジスルフィド**や無臭の**アリイン**から**アリイナーゼ**の作用を受けて生成する**アリシン**などの含硫化合物(分子内に硫黄をもつ化合物)である．アリシンは水溶性であるビタミンB₁と結合して腸管から吸収されやすい脂溶性の**アリチアミン**となる．ニンニクを食べると元気になるといわれる理由はビタミンB₁の吸収率が上がり，エネルギー代謝効率が上昇するためである．キャベツに含まれる**ヘキセナール**やキュウリに含まれる**2,6−ノナジエナール**などのカルボニル化合物は野菜の青臭さに関与している．これらの香気成分の中には生理活性物質として働くものも多い．

j. 生理活性物質

ヒトの健康維持や増進に重要な役割を果たす生理活性物質と呼ばれる成分に関する研究が現在急速に進んでおり，がんや循環器系疾患をはじめさまざまな疾病に対して効果のある食品やその成分が明らかになりつつある．特に野菜類にはさ

ホモゲンチジン酸

アリイン

アリシン

ヘキセナール

2,6−ノナジエナール

成分		主含有野菜	がん予防作用	血栓予防作用	抗酸化作用
ビタミン・カロテノイド類	β-カロテン	緑黄色野菜	○		○
	ビタミンC	ピーマン，菜類	○		○
	ビタミンE	シソ，カボチャ	○		○
	リコペン	トマト	○		○
フラボノイド類	ケルセチン	野菜全般	○	○	○
辛味成分	イソチオシアネート類	アブラナ科	○		○
香気成分	ジスルフィド類	ヒガンバナ科	○	○	
	チオスルフィネート類	ヒガンバナ科	○	○	
	チオスルホネート類	ヒガンバナ科	○	○	
その他	クルクミン	ショウガ，ウコン	○		○
	食物繊維	野菜全般	○		

表 2.16　野菜成分の期待される生理活性作用

まざまな生理活性物質が含まれることが知られており，野菜はもはやビタミンや食物繊維のみの供給源ではなくなりつつある．

　現在までの疫学的研究から野菜の摂取量が多いほどがん罹患率（りかん）が低下することが明らかになっている．しかし，がん予防作用と抗酸化作用が確認されているβ-カロテンのヒトへの大規模な介入試験では，必ずしもよい結果は得られていない．野菜類にはさまざまな成分が含まれているが，生理作用のわかっている成分はわずかであり，まだ発見されていない多くの生理活性物質やその増強物質なども含有されていると考えられる．野菜類はそれらの成分の安全で効率的な供給源である（表2.16）．

(1) がん予防物質　がん予防効果が期待され，その作用物質について研究が進んでいる野菜はヒガンバナ科のニンニクやタマネギ，アブラナ科のキャベツやブロッコリー，セリ科のニンジンやセロリなどである．ヒガンバナ科やアブラナ科の野菜にはさまざまな低分子有機物質や含硫化合物が含まれ，おもにこれらの物質ががん予防作用を示すことがわかっている．野菜類に広く分布しているクマリンや，ニンニクなど香気成分である**スルフィド類**，**ジスルフィド類**，**チオスルフィネート類**，**チオスルホネート類**や，ダイコンなどのアブラナ科野菜の刺激成分である**イソチオシアネート**類などさまざまである．セリ科野菜ではβ-カロテンが100 g中6,900 μgと豊富に含まれているニンジンにがん予防効果が期待されている（表2.15）．また近年ビタミンA作用をもたないカロテノイドであるリコペンのがん予防効果が明らかにされ，リコペンを豊富に含むナス科のトマトにもがん予防効果が期待されている．

(2) 血栓予防物質　血栓は血管内で血小板が凝集することにより血液が凝固して生じたものである．血栓ができると血流が悪くなったり，ひどい場合には網膜血管などの毛細血管から出血したり，血流が止まり脳梗塞や心筋梗塞（こうそく）へつながる危険性もある．血小板凝集の原因の1つにはシクロオキシゲナーゼが関与しており，これを阻害する成分は血栓予防作用が期待できる．ジスルフィド類，チオス

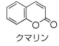

クマリン

R₁−S−R₂
スルフィド類

R₁−S−S−R₂
ジスルフィド類

R₁−S−S−R₂
│
O
チオスルフィネート類

　　O
　　‖
R₁−S−S−R₂
　　‖
　　O
チオスルホネート類

ルフィネート類などの含硫化合物や**ケルセチン**は実験的に血栓予防作用が確認されており，これらを多く含むニンニクやタマネギなどのユリ科野菜やアブラナ科野菜に血栓予防効果が期待されている．

(3) 抗酸化物質　　酸化された血中の低密度リポタンパク質（LDL）はマクロファージにより処理されるが，これが過剰量であるとマクロファージが血管壁に蓄積し，動脈の壁を狭くさせ，硬化する原因となる．このため脂質やタンパク質の過酸化を抑制する抗酸化物質は動脈硬化予防物質として働く．このほか，がん，脳血管疾患などの疾病だけでなく老化にも生体内成分の過酸化が関与していることが確認されつつある．野菜中にはさまざまな抗酸化物質が含まれていることが明らかとなっている．野菜中の抗酸化物質としてはビタミンC，ビタミンE，フラボノイドやアントシアンなどのポリフェノール類，β–カロテンやリコペンなどのカロテノイド類など野菜類に広く含有されているものであり，野菜類を普通に食べているかぎり十分な抗酸化物質が摂取できる．

C.　野菜の貯蔵と成分の変化

　消費者が手にする収穫後の野菜類は，収穫前の野菜とは生理状態がまったく異なっている．野菜類を貯蔵するにあたっては，この点に留意する必要がある．

　収穫後の野菜の貯蔵中の劣化は，変質・腐敗による外観の汚染，発芽・発根，成分の変化，萎凋*などである．収穫後の野菜の鮮度は，①微生物による腐敗，②呼吸，③水分蒸散などの野菜類の生理現象を抑制することによって保たれる．また貯蔵には低温貯蔵がよく行われるが，種類によっては低温障害が出るものもあるので注意が必要である．

　＊　衰えしぼむこと

a.　微生物による腐敗

　野菜類には150種類以上の微生物が付着しており，収穫後の野菜類の活力があるときは微生物の繁殖が抑えられているが，活力が低下すると微生物の繁殖能力が優勢となる．微生物の繁殖により野菜類の外観の汚染，変質・腐敗，組織の破壊が起こる．これが消費者が一番目につきやすい貯蔵中の障害である．微生物の繁殖を抑えるために収穫前または収穫後の薬剤散布や収穫後の温度・湿度調節，包装処理が行われている．

b.　呼吸

　野菜類が収穫前と後とで大きく異なる生理現象の1つが呼吸である．収穫前の野菜類は二酸化炭素を吸収し酸素を排出するが，収穫後は酸素を吸収し二酸化炭素を排出するようになる．呼吸は野菜類の成分変化に最も影響する要因であり，呼吸量の多い野菜ほど貯蔵性も低下する．一般的に呼吸量は根菜類＜果菜類＜葉菜類の順で大きく，貯蔵性も低下する．呼吸量は根菜類のタマネギでは25 mg/kg/時間，果菜類のナスで138 mg/kg/時間，葉菜類のタアサイで354 mg/

kg/時間である．呼吸を抑制する方法として低温貯蔵，環境気体濃度の調節による貯蔵（CA貯蔵），被膜処理が行われている（p.55，表2.24参照）．

c. 蒸散

植物は気孔を通して呼吸と水分の蒸散を行っているが，収穫後の野菜は導管を通じて水分が供給されないため，蒸散による水分損失は野菜類に萎凋や肉質の変化をもたらす．蒸散が激しい野菜はセロリ，アスパラガス，ナス，キュウリ，ホウレンソウなどであり，貯蔵温度を下げると蒸散量が低くなるものはタマネギ，ニンジン，カボチャ，キャベツなどである．蒸散を抑制する方法として低温貯蔵，プラスチックフィルム包装貯蔵（MA貯蔵）などが行われている．

d. 低温障害

野菜類は低温で貯蔵する方法が一般的であるが，種類によっては低温によりさまざまな障害（低温障害）をきたす．低温障害の出やすい野菜類は品質を保つためにそれぞれ適切な保存方法をとる必要がある．低温障害のおもな症状は水浸状の腐敗，軟化腐敗やピッティングと呼ばれるあばた状のくぼみの発生である．5℃以下で低温障害が出やすいため，ナス，トマト，ピーマン，キュウリなどでは7〜10℃で，カボチャなどでは10〜12℃で貯蔵を行うのが望ましい．

D. 野菜の利用と加工

野菜類は生のまま，あるいはさまざまな加熱調理が施され利用されている．また加工食品としての用途も多く，漬け物，酢漬け，水煮の缶詰，瓶詰あるいはトマトケチャップなどの調味料として利用されている．

ナス，ゴボウ，レンコンなどのポリフェノールを含む野菜は，調理時に切り口から褐変が始まる．これはポリフェノールが**ポリフェノールオキシダーゼ**により酸化されるために起こるものである．家庭では食塩水や酢に漬けることにより褐変が抑制できるが，加工工場では褐変阻害剤として食塩のほか亜硫酸ガスや亜硫酸塩が利用されている．

a. 漬け物

漬け物は本来，野菜類を長期保存するための知恵として生まれたものである．しかし現在では漬け物も減塩傾向にあり，常温での保存がきかないものが多く，保存食というよりは1つの加工食品としての性格が強い．漬け物としては塩漬け，酢漬け，粕漬け（奈良漬けなど）が一般的であり，アブラナ科の葉菜類（ハクサイ，ミズナ，ノザワナ，タカナ）や根菜類（カブ，ダイコン），ナス科，ウリ科の果菜類（ナス，キュウリ，シロウリ）などがおもに利用されている．

b. 水煮

野菜類のうちタケノコ，アスパラガス，ユリネなどの根菜類や茎菜類は，水煮（缶詰，瓶詰）としての需要がある．タケノコは水煮にすると含量が多いチロシン

が析出し白濁する。アスパラガスの缶詰に見られる白い濁りは**ヘスペリジン**やケルセチンである。

c. トマトケチャップ

野菜類の加工品のうち，生産量が最も多いのがトマトケチャップである。トマトケチャップは調味料としての利用だけではなく，がん予防作用や抗酸化作用が認められているリコペンのよい供給源としての利用価値も高い。またトマトケチャップは，振動し続けたり，撹拌し続けると流動度が増加し，粘度が低下する**チキソトロピー**型食品の1つである。

問題 日本食品標準成分表 2020 年版（八訂）に収載されている野菜類に関する記述である。正しいのはどれか。
[第 20 回管理栄養士国家試験 2006 年問題 52 より改変]

(1) ほうれんそう（葉，生）のβ-カロテン含量は，ほうれんそう（葉，ゆで）より高い。

(2) ブロッコリー（花序，生）のビタミン C 含量は，ブロッコリー（花序，ゆで）より高い。

(3) にんじん（根，皮つき，生）のビタミン C 含量は，だいこん（根，皮つき，生）より高い。

(4) ごぼうの食物繊維は，不溶性食物繊維含量より水溶性食物繊維含量が高い。

(5) 西洋かぼちゃは，日本かぼちゃに比べ水分含量が高い。

2.7 果実類

果実類は食卓の彩りを演出すると同時に，嗜好性，健康維持のためのデザート食品として扱われている。果実類は種類が多く，食品成分表 2020（八訂）では 183 品目が記載されている。世界で最も多く生産されている二大果実はスイカとバナナで，次いで，リンゴと続く（表2.17）。わが国では柑橘類（オレンジを除く）とリンゴの生産が主体であり，両者で果実総生産量の約 50% を占める。果実の供給量は国産品が 40%，輸入品が 60% となっている。国産のうち 90% は生鮮用に，輸入果実の 60% は果汁などの加工用として利用されている。

A. 果実の分類

a. 植物学的分類

果実は植物の子房またはその周辺組織が肥大して，種子を包含する器官である。

表 2.17　世界および日本の果実類の生産量（2018 年）

*オレンジを除く．皮が薄く剥きやすい柑橘類．マンダリンオレンジ，タンジェリン，クレメンティン，日本のウンシュウミカンなどが含まれる．

[資料：FAO，FAOSTAT（2018）]

	世界		日本	
	果実	万トン	果実	千トン
1	バナナ	11,573	柑橘類（マンダリンほか*)	773
2	スイカ	10,393	リンゴ	765
3	リンゴ	8,614	スイカ	317
4	ブドウ	7,912	ナシ	258
5	オレンジ	7,541	カキ	208
6	マンゴー，マンゴスチン，グアバ	5,538	ブドウ	174
7	柑橘類（マンダリンほか*)	3,439	イチゴ	163
8	パイナップル	2,792	メロン	143

図 2.20　花と果実の関係

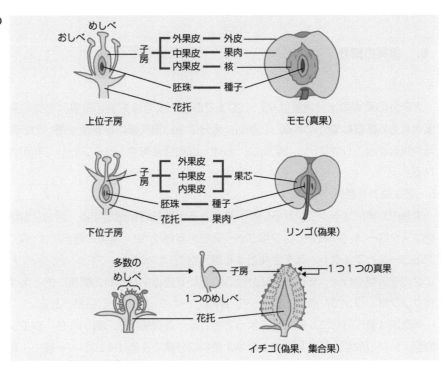

花の構造（子房の位置）の違いによって（図2.20），大きく**真果**と**偽果**に分類される．真果はモモ，カキ，ミカン，バナナなどのような上位子房の花の果実で，成熟した子房の中に種子を有するものをいう．子房の壁は外果皮，中果皮，内果皮からなり，外皮は外果皮，可食部（果肉）は中果皮に相当することが多い．偽果はリンゴ，ナシなどのような中位子房または下位子房をもつ果実で，子房以外に花托（花床），花軸などが果実の形成に加わる．

b．利用上の分類

果実の形態や利用する立場から，表2.18のように5つに分類される．

仁果類	子房以外に花托が果実に含まれる偽果（リンゴ，ナシ，ビワなど）
準仁果類	構造が仁果に似ているので準仁果と呼ばれるが，子房が発達した真果（カキ，柑橘類など）である．可食部（果肉）は中果皮に相当する
核果類	子房が発達した真果（モモ，ウメ，スモモ，アンズなど）．可食部が中果皮に相当するのは準仁果類と同様であるが，核果類では内果皮が硬い核となっており，その中に本来の種子がある
漿（液）果類	果肉がやわらかく，多汁性の果実．ブドウのように1果が1子房からなる真果や，イチゴのような集合果（果実全体としては花托も含まれるが，表面に点在する多数の種粒のようなものは小果といい，そのそれぞれは真果である）もこれにあてはまる．イチジクも花托が果実に含まれる
堅果類	クリ，クルミ，ギンナンのように外皮が非常に堅くなった果実．可食部は種子の子葉部分である．食品成分表では「種実類」に分類されている

表2.18　果実の利用上の分類

B.　果実の成分

a.　水分

　大部分の果実の水分含量は80～90%である．水分は果実の鮮度，味覚に影響を与える重要な成分である．しかし，水分の多い果実類は保存性が悪いので変質や腐敗が起こりやすい．このため，しばしば乾燥果実やジュースとして利用される．

b.　遊離糖と有機酸

　未熟の果実にはデンプンが多いが，熟成すると遊離糖が増加する．おもな遊離糖はスクロース，グルコース，フルクトースである(表2.19)．果実の種類によって，グルコースとフルクトースを主体とする還元糖型（サクランボ，ブドウ，ナシなど）とスクロース型（バナナ，モモなど）に分けることができる．バラ科の果実，たとえばサクランボ，リンゴにはソルビトール(糖アルコールの一種)を含む品種がある．

　有機酸は糖代謝(クエン酸回路)によって生じる．有機酸組成の違いから，クエン酸型，リンゴ酸型，酒石酸型およびキナ酸型に分類できる（表2.20）．一般に，有

	利用可能炭水化物（単糖当量）	グルコース	フルクトース	スクロース	ソルビトール
バナナ	19.4	2.6	2.4	10.5	―
ブドウ（皮なし）	(14.4)	(7.3)	(7.1)	(0)	(0)
サクランボ	(13.7)	(7.0)	(5.7)	(0.2)	(2.2)
甘ガキ	13.3	4.8	4.5	3.8	―
リンゴ（皮付き）	12.9	1.6	6.3	4.7	0.5
ウンシュウミカン	9.2	1.7	1.9	5.3	―
日本ナシ	8.3	1.4	3.8	2.9	1.5
モモ（白肉種）	8.4	0.6	0.7	6.8	0.3

表2.19　果実に含まれるおもな糖とその含量（%）
（　）内の数値は推定値
[文部科学省，日本食品標準成分表2020（八訂）炭水化物成分表編]

表 2.20　果実に含まれるおもな有機酸（%）
有機酸濃度が 1%以上になると非常に酸味を感じる．0.2 〜 0.4%程度が好適値とされる．

		リンゴ酸	酒石酸	クエン酸	キナ酸	計
クエン酸型	イチゴ（生）	0.1	−	0.7	0.0	0.8
	ネーブル（砂じょう，生）	0.1	−	0.8	0.0	0.9
	グレープフルーツ（白肉種，生）	Tr	−	1.1	−	1.1
	レモン（全果，生）	0.1	−	3.0	−	3.2
	パイナップル（生）	0.2	0.0	0.6	0.0	0.9
リンゴ酸型	モモ（白肉種，生）	0.3	−	0.1	−	0.4
	リンゴ（皮なし，生）	0.5	0.0	0.0	−	0.5
酒石酸型	ブドウ（皮なし，生）	0.2	0.4	Tr	−	0.6
キナ酸型	キウイフルーツ（緑肉種，生）	0.2	−	1.0	0.8	2.0

表 2.21　果実のビタミンC含量

ビタミンC（mg / 100 g）	果実
100 以上	アセロラ（1700），グアバ（220），レモン全果（100）
50 〜 99	カキ（70），キウイフルーツ（69），アケビ（65），イチゴ（62），ネーブルオレンジ（60），レモン果汁（50），パパイア（50）
25 〜 49	キンカン（49），ブンタン（45），スダチ果汁（40），ハッサク（40），ナツミカン（38），グレープフルーツ（36），イヨカン（35），チェリモヤ（34），ウンシュウミカン（33），パイナップル（27）
0 〜 24	メロン（18），バナナ（16），アボカド（15），スイカ（10），サクランボ（10），モモ（8），ビワ（5），リンゴ（4），日本ナシ（3），イチジク（2）

機酸含量が 1%以上になると，かなり酸っぱく感じる．有機酸や糖は，脂質（果実の脂質含量はアボカド（8 〜 22%）を除き，1%以下である）とともに香気成分の前駆物質でもある．

c　ビタミン

果実に含まれるおもなビタミンは，**ビタミンC**である．ビタミンCの推奨量（成人1日あたり）は 100 mg であるが，そのほとんどを青果物に依存しており，果実は野菜に次いで依存度が高い．ビタミンC含量は果実の種類によって異なるが，アセロラ，グアバ，イチゴ，カキ，パパイヤなどに多い（表2.21）．ビタミンCには還元型と酸化型があり，新鮮な果実では還元型が多い．貯蔵中の品質低下とともに還元型ビタミンC量は減少することが知られている．

果実の黄橙色もしくは赤色色素のカロテノイドのうち，α，β，γ-カロテンと**β-クリプトキサンチン**は体内でビタミンA（レチノール）に変換されるプロビタミンAである．いずれも分子内にβ-イヨノン環を含み，β-カロテンが最も高いプロビタミンA効果を示す．β-カロテンはアンズ，スイカ，マンゴーなどに多い（表2.22）．β-クリプトキサンチンは特にウンシュウミカン，ポンカンに多く含まれる．これらの果実ではカロテノイド代謝経路において，β-クリプトキサンチンからゼアキサンチンへの変換を触媒するβ-カロテン水酸化酵素の遺伝子の発現が低

表 2.22　果実類の β-カロテン, β-クリプトキサンチン, レチノール活性当量

果実		β-カロテン	β-クリプトキサンチン	レチノール活性当量
アンズ		1,400	190	120
スイカ (赤肉種)		830	0	69
ビワ		510	600	68
マンゴー		610	9	51
グアバ (赤肉種)		580	51	50
パパイア		67	820	40
甘ガキ		160	500	35
柑橘類	ウンシュウミカン	190	1,800	92
	ポンカン	110	1,000	52
	ネーブル	23	210	11
	バレンシアオレンジ	50	130	10
	ハッサク	21	170	9
	ナツミカン	22	120	7
	グレープフルーツ (白肉種)	0	0	(0)

表 2.22　果実類の β-カロテン, β-クリプトキサンチン, レチノール活性当量 (mg / 100 g) 柑橘類とそれ以外の果実に分けて, それぞれレチノール活性当量の高い順に記した. 柑橘類はすべて砂じょう中の含量.

いために β-クリプトキサンチンが大量に蓄積する. 最近, β-クリプトキサンチンは, 果実の糖度に比例して増加することが報告されており, また大腸がん, 肺がんなどのリスクを低減させることもわかってきた.

d. 食物繊維

食物繊維のヒトに対する作用には, 整腸, 血清コレステロールの上昇抑制, 発がん物質排泄などが知られている. 1日あたり 20 ～ 25 g 摂取することが推奨されている. 食物繊維は**水溶性食物繊維**(ヘミセルロースの一部, ペクチンの一部, 粘質多糖など)と**不溶性食物繊維**(セルロース, ヘミセルロースの一部, ペクチンの一部, リグニンなど)に大別される. 総食物繊維量は, アボカド(5.6%), グアバ(5.1%), 西洋ナシ(1.9%), イチジク(1.9%)に多い.

e. 色素

果実にはクロロフィル, カロテノイド, アントシアニン, フラボノイドなど多種の色素を含んでいる.

クロロフィルは, ピロール核にマグネシウムが結合した緑色の脂溶性色素で, 光合成細胞の葉緑体に含まれる. 果実が熟成するとき, **クロロフィラーゼ**という酵素によって分解され黄色くなる. また酸性下でもマグネシウムが脱離し黄褐色になる.

カロテノイド(カロテン類とキサントフィル類)は黄橙色もしくは赤色をした脂溶性色素である. クロロフィルと共存していることが多い. カキに含まれる β-クリプトキサンチン, 柑橘類やニンジンの β-カロテンは, 体内でビタミン A に変換されるが, 同じカロテン類でもスイカやトマトの赤色素リコペンはビタミン A に

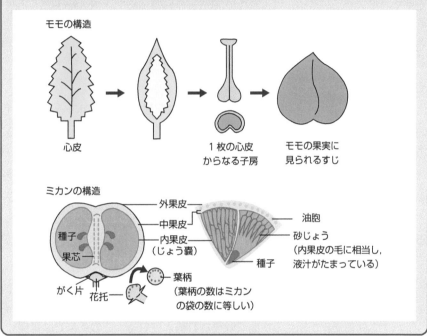

モモの構造とミカンの構造

モモにはなぜ「すじ」があるのだろうか？　子房は心皮（葉の変形したもの）からできている（図）. モモの子房は1枚の心皮が合着したもので, そのなごりがすじ（溝）として果実に現れる. ミカンの場合, 子房は10個内外の心皮から成り立っており, 1つの心皮から1つの果肉袋（じょう嚢）がつくられる. 果肉は内果皮の毛（砂じょう）に液汁がたまって膨らんだもの. ミカンの花托をよく観察すると, 何本かの葉柄の跡が見られ, その数を数えればミカンをむかなくても袋の数を推定できる.

モモの構造

心皮 → → 1枚の心皮からなる子房 → モモの果実に見られるすじ

ミカンの構造

外果皮
中果皮
内果皮（じょう嚢）
種子
果芯
がく片　花托
葉柄（葉柄の数はミカンの袋の数に等しい）

油胞
砂じょう（内果皮の毛に相当し, 液汁がたまっている）
種子

変換されない.

　アントシアニンは, **ペラルゴニジン系**（赤, イチゴなど）, **シアニジン系**（赤紫, 紫シソなど）, **デルフィニジン系**（紫, ナスなど）水溶性色素の総称である. これらは普通, 糖と結合した配糖体として存在する. アントシアニンは加水分解酵素によって有色のアントシアニジンが生じる.

　フラボノイドも配糖体として存在し, 苦味や渋味を有するものがある. 酸性では無色, アルカリ性では黄色を呈する.

f.　渋味と苦味成分

　果実の渋味成分は, **タンニン**と呼ばれる, ポリフェノール（フェノール性ヒドロキシ基を2つ以上有する化合物の総称）で, **カテキン**, **ガロカテキン**, **プロアントシアニジン**などが主要な構成成分である. タンニン含量は未熟果実に多いが, 成熟する

と減少する．カキには高濃度（約5%）のタンニンを含む品種がある（渋柿）が，カキをアルコール処理や二酸化炭素処理すると渋味が失われる．これは，可溶性タンニンが不溶性に変化し，舌に感じなくなるためである．

苦味はアルカリ土類金属，アルカロイド類，フラボノイド類，クマリン系物質（リモノイド化合物など）に由来する．ナツミカン，ハッサク，グレープフルーツの苦味はフラボノイド系の水溶性ナリンギンである．ミキサー処理や貯蔵中の凍結で細胞膜が破壊されると，ナリンギンが果汁に出てきて苦味が強くなる．フラボノイド類は柑橘類に多く含まれ，ウンシュウミカンやレモンの外果皮（フラベド）に含まれるヘスペリジン，ルチンには毛細血管透過性調節作用，血圧降下作用，抗ウイルス作用などが知られている．

C. 果実の生化学・生理学

a. 果実の熟成にはエチレンが関与する

果実が成長期から成熟期に移るとき，あるいは収穫後の貯蔵中に一過性に著しい呼吸量の増加が見られる（図2.21）．これをクリマクテリック・ライズ*という．このようなタイプをクリマクテリック果実といい，リンゴ，モモ，アボカド，パパイヤ，セイヨウナシ，バナナ，アンズ，メロンなどがある．これに対して，呼吸量の増大が見られないものを非クリマクテリック果実といい，柑橘類，ブドウ，イチジクなどがある．呼吸の増大には植物ホルモンであるエチレンが関与している．エチレンは，メチオニンを出発基質とし，S-アデノシルメチオニン，1-アミノシクロプロパン-1-カルボン酸（ACC）を経て生合成される．

b. 果実の追熟における生化学的変化

ここではバナナを例にとり，果実の成熟生理と種々の生化学的変化を見てみよう．バナナは普通皮が緑色の状態で収穫され輸入される．このままでは青臭く，皮もむけず果肉は硬い．緑色バナナのまま貯蔵すると細胞内でエチレンが合成されて，やがて熟成（追熟）するが，時間がかかる．一般には，追熟期間を短縮させるために，バナナを「室（むろ）」と呼ばれる密閉室に置き，エチレンガス処理（100 ppm，20℃，24時間）を行う．出荷されたバナナは，店頭で皮が黄色に変化し，やわらかくなって食べられるようになる．エチレン濃度が高いほど，貯蔵温度が高いほど追熟期間は短縮する．酸素の除去やエチレンの除去は追熟を妨げる．

緑色バナナから黄色バナナになるまでに，さまざまな生化学的変化が起こる．すなわち，デンプンの分解（20%から1%へ減少），解糖系の促進，有機酸の合成，呼吸の一過性の上昇，香気成分（アルデヒド，エステル類）の生成，スクロースの生合成，クロロフィルの分解による果皮の変化，細胞壁（セルロース，ペクチン）の分解による果肉の軟化などが数日間で起きる（図2.21と表2.23）．クリマクテリック・ライズ期を過ぎると，ポリフェノールオキシダーゼの作用で表皮に黒い色素がつ

* climacteric rise. climacteric を辞書で引くと，「肉体が衰え始める転換期」「更年期」などの意味があるが，原語のまま用いている．果実もクリマクテリック・ライズを過ぎると，つやの喪失や黄化など老化の一途をたどることから命名された．貯蔵物質である糖質が酸化されると，CO_2と水になる．この場合の呼吸商（RQ）は1であるが，クリマクテリック・ライズ期になると，以下のように有機酸も酸化されるため RQ は1以上になる．

糖の酸化：
$C_6H_{12}O_6 + 6O_2 \rightarrow 6CO_2 + 6H_2O$
∴ $RQ = 6CO_2/6O_2 = 1$
リンゴ酸の酸化：
$C_4H_6O_5 + 3O_2 \rightarrow 4CO_2 + 3H_2O$
∴ $RQ = 4CO_2/3O_2 = 1.33$

図 2.21 貯蔵期間中のバナナの呼吸と糖質量の変化

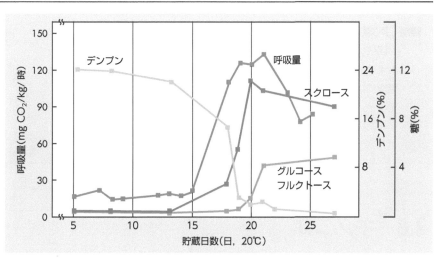

表 2.23 バナナ追熟中に起きるさまざまな生化学的変化
* 有機酸は合成と分解が同時に促進される.

分解反応	合成反応
クロロフィルの分解 (黄化)	色素 (カロテン, アントシアニン) の合成
デンプンの分解	スクロースの合成
有機酸の分解*	有機酸の合成 (クエン酸回路の活性化)*
ペクチンの分解 (可溶化)	ATP の合成
細胞壁の分解	エチレンの合成, 揮発性フレーバーの生成

くられ, 斑点が現れてくる.

c. 果実の貯蔵

　果実や野菜は鮮度が極めて重要であるので, ほかの食品に比べて貯蔵・輸送がむずかしい. 貯蔵法には常温貯蔵と低温貯蔵のほかに, CA貯蔵やプラスチックフィルム包装貯蔵(MA貯蔵)がある. またこれらを組み合わせた方法がとられる(表 2.24).

表 2.24 果実の貯蔵法

原理	方法	条件	適用される果実例
温度制御	常温貯蔵	常温, 換気をよくし, 湿度が上がらないようにする	ミカンなど
	低温貯蔵	果実によって異なる (−2 〜 10℃). 断熱, 換気	柑橘類, リンゴ, カキ, ナシ, ブドウなど. バナナは低温障害を受けるので注意
果実の呼吸作用の低下	CA 貯蔵	リンゴの例:酸素 (2.5%), 二酸化炭素 (2%) が基準. 温度0℃, 湿度85 〜 90%	リンゴ, カキ, セイヨウナシ, キウイフルーツ, クリ
果実の水分蒸散抑制と呼吸作用の低下	プラスチックフィルム包装貯蔵	プラスチックフィルム (密閉または有孔) に包装. エチレン吸着剤で加工したフィルムもある	柑橘類, リンゴ, ナシ, ブドウ, カキ

2.8 キノコ類

　キノコは真菌類に属し, 菌糸体から大形の子実体を形成する. また葉緑素がないため光合成は行わず, 腐生, 共生, 寄生により生育する.

　市販されているキノコは 20 種程度であり, おもなものとして, シイタケ, マツタケ, ナメコ, エノキタケ, ヒラタケ, マイタケ, シメジ, マッシュルーム, キクラゲなどがある. マツタケ以外はほとんどが栽培品である. 栄養成分は少なく消化率は低いが, 特有のうま (旨) 味, 香り, 食感で賞味されている. 近年, キノコの薬理効果や機能性が注目されている.

A. キノコの一般的成分

　生のキノコの水分含量は 90% 以上あり, 炭水化物は 4 ～ 7% 含まれているが, ほとんどがセルロース, ヘミセルロースなどの食物繊維である. また植物性食品では珍しく**キチン**が多く含まれている. 糖では**トレハロース**が, 糖アルコールではマンニトール, グリセロールが含まれ, それらがキノコの甘味に寄与している.

　ビタミン B 群の中では B_1, B_2, ナイアシン, パントテン酸が, さらにプロビタミン D (エルゴステロール) が多く含まれ, 紫外線を照射するとビタミン D_2 (エルゴカルシフェロール) に変化する. 一方, カルシウムは少なく, カロテン, ビタミン C はほとんど含まれない (表 2.25).

B. キノコの香気成分

　干しシイタケの香気成分は**レンチオニン**で, マツタケは, **マツタケオール** (1-オクテン-3-オール), **ケイ皮酸メチル**の混合物である.

食品成分	エネルギー	水分	タンパク質*1	脂質*2	炭水化物*3			無機質					
					利用可能炭水化物（単糖当量）	差引き法による利用可能炭水化物	食物繊維	ナトリウム	カリウム	カルシウム	マグネシウム	リン	鉄
	(kcal)	(g)	(g)	(g)	(g)	(g)	(g)	(mg)	(mg)	(mg)	(mg)	(mg)	(mg)
エノキタケ・生	34	88.6	1.6	0.1	1.0	4.8*	3.9	2	340	Tr	15	110	1.1
キクラゲ・乾	216	14.9	5.3	1.3	2.7	17.1*	57.4	59	1000	310	210	230	35.0
白キクラゲ・乾	170	14.6	3.4	0.5	3.6*	7.2	68.7	28	1400	240	67	260	4.4
生シイタケ・原木栽培・生	34	88.3	1.9	0.2	0.8	3.2*	5.5	1	270	2	16	61	0.4
乾シイタケ・乾	258	9.1	14.1	(1.7)	11.8	22.1*	46.7	14	2200	12	100	290	3.2
ブナシメジ・生	26	91.1	1.6	0.2	1.4	2.5*	3.0	2	370	1	11	96	0.5
ホンシメジ・生	21	93.6	–	–	–	0.9*	1.9	1	310	2	8	76	0.6
ナメコ・カット・生	14	94.9	0.7	0.1	1.8*	2.0	1.9	3	130	2	6	36	0.5
エリンギ・生	31	90.2	1.7	0.2	3.0	3.7*	3.4	2	340	Tr	12	89	0.3
マッシュルーム・生	15	93.9	1.7	0.1	0.1	0.2*	2.0	6	350	3	10	100	0.3
マツタケ・生	32	88.3	1.2	0.2	1.6	3.4*	4.7	2	410	6	8	40	1.3

食品成分	無機質			ビタミン									
	亜鉛	銅	マンガン	ビタミンD	ビタミンB$_1$	ビタミンB$_2$	ナイアシン	ナイアシン当量	ビタミンB$_6$	葉酸	パントテン酸	ビオチン	ビタミンC
	(mg)	(mg)	(mg)	(μg)	(mg)	(mg)	(mg)	(mg)	(mg)	(μg)	(mg)	(μg)	(mg)
エノキタケ・生	0.6	0.10	0.07	0.9	0.24	0.17	6.8	7.4	0.12	75	1.40	11.0	0
キクラゲ・乾	2.1	0.31	6.18	85.0	0.19	0.87	3.2	5.5	0.10	87	1.14	27.0	0
白キクラゲ・乾	3.6	0.10	0.18	15.0	0.12	0.70	2.2	3.7	0.10	76	1.37	87.0	0
生シイタケ・原木栽培・生	0.7	0.06	0.27	0.4	0.13	0.22	3.4	4.0	0.19	75	0.95	7.7	0
乾シイタケ・乾	2.7	0.60	0.96	17.0	0.48	1.74	19.0	23.0	0.49	270	8.77	41.0	20
ブナシメジ・生	0.5	0.06	0.16	0.5	0.15	0.17	6.1	6.4	0.09	29	0.81	8.7	0
ホンシメジ・生	0.7	0.32	0.18	0.6	0.07	0.28	5.1	5.5	0.19	24	1.59	–	0
ナメコ・カット・生	0.4	0.04	0.04	0	0.03	0.08	3.5	3.7	0.04	57	0.48	4.3	0
エリンギ・生	0.6	0.10	0.06	1.2	0.11	0.22	6.1	6.7	0.14	65	1.16	6.9	0
マッシュルーム・生	0.4	0.32	0.04	0.3	0.06	0.29	3.0	3.6	0.11	28	1.54	11.0	0
マツタケ・生	0.8	0.24	0.12	0.6	0.10	0.10	8.0	8.3	0.15	63	1.91	18.0	0

表2.25　キノコ類の成分（可食部100gあたりの量）
*1　アミノ酸組成によるタンパク質，*2　脂肪酸のトリアシルグリセロール当量，*3　炭水化物の*はエネルギー計算に用いた値
［文部科学省，日本食品標準成分表2020年版（八訂）］

C.　キノコの呈味成分

　うま味成分として5′-グアニル酸（5′-GMP）などのプリンヌクレオチドと，グルタミン，グルタミン酸，グリシンなどの遊離アミノ酸がある．特にシメジ科やハラタケ科のキノコは，うま味成分を多く含んでいる．

D.　キノコの機能性成分

　シイタケに含まれるエリタデニンには血清コレステロール低下作用がある．また，シイタケやヒラタケに含まれるレンチナン（β-グルカン）には抗腫瘍作用があ

り，マイタケに含まれるβ-D-グルカン関連物質には，抗腫瘍活性，血糖値抑制作用，コレステロール上昇抑制作用，血圧降下作用があると報告されている．

E.　おもなキノコ

a.　シイタケ（キシメジ科）

シイタケは代表的なキノコであり，市販品の多くは栽培品である．菌傘が60〜80%程度開傘したものを冬菇といい，90〜100%傘が開いたものを香信と呼ぶ（図2.22）．生シイタケは，**エルゴステロール**を多く含み，紫外線によりビタミンD_2（エルゴカルシフェロール）に変化する．シイタケはうま味成分として5′-グアニル酸（5′-GMP）と遊離アミノ酸（グルタミン酸，アラニン，アスパラギン酸）を含み，5′-グアニル酸とグルタミン酸の相乗効果により，うま味をより強く感じさせる．干しシイタケの特有の香気成分としてレンチオニンが含まれる．

b.　マツタケ（キシメジ科）

マツタケは，「香りマツタケ，味シメジ」といわれるように，優れた香気が日本人の嗜好に合い，親しまれている（図2.23）．マツタケは天然でしか得られないことから非常に高価である．香気成分は，**マツタケオール**（1-オクテン-3-オール），**ケイ皮酸メチル**の混合物である．揮発性であるため，時間の経過とともに香気成分が失われるので，新鮮な状態で食した方がよい．うま味成分は，シイタケ同様に5′-グアニル酸と遊離アミノ酸である．料理として，土瓶蒸し，炭火焼き，ほうろく焼き，吸い物，まつたけ飯など淡泊な味の和食に向いている．

c.　エノキタケ（キシメジ科）

エノキタケの市販品のほとんどが，純粋培養法で作られている．光を遮った低温室で生長させたものは，柄が伸びて白色で細長く，適度なぬめりがある（図2.24）．天然のものは傘が大きく褐色である．エノキタケはビタミン類（ビタミンB_1，ナイアシン）を比較的多く含む．うま味成分はアスパラギン酸，グルタミン酸，5′-グアニル酸である．加工品として，甘辛く味付けされた「なめたけ」が市販されている．調理する際は，歯触りを生かすため火を通しすぎないようにする．加熱をすると粘りが生じ，鍋物や炒め物，煮物に適する．また，その他，和え物，天ぷら，

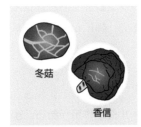

図2.22　シイタケ

冬菇

香信

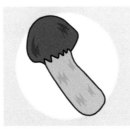

図2.23　マツタケ

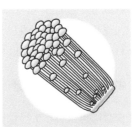

図2.24　エノキタケ

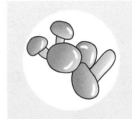

図2.25　ナメコ

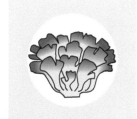

図 2.26　マイタケ

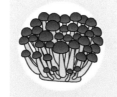

ブナジメジ

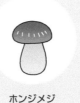

ホンジメジ

図 2.27　シメジ

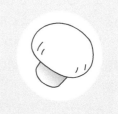

図 2.28　マッシュルーム

みそ汁，サラダ，スープ，ソテーなど和洋いずれの料理にもあうが，生食や半生食は適さない．

d.　ナメコ（モエギダケ科）

ナメコは菌傘の直径 2 〜 9 cm の黄褐色で中央部が濃く，粘質物に覆われている（図 2.25）．水煮したものを袋詰めや，缶詰，瓶詰にして売られている．みそ汁，おろし和えなどの淡泊な料理にあう．

e.　マイタケ（タコウキン科）

マイタケは老大木の根株や根際に重なり合って発生し，キノコが舞っているように見えることからこの名がついた（図 2.26）．肉質は薄く，うま味成分として，オルニチン，γ-アミノ酪酸，グルタミン酸，アルギニンなどのアミノ酸が含まれている．また，高い抗腫瘍活性，免疫賦活機能を示す β-D-グルカンが多く含まれている．マイタケは**タンパク質分解酵素を含むため**，茶わん蒸しの具などに使用する際は，あらかじめ加熱処理をする必要がある．香りに優れ，歯切れもよいため，炒め物や鍋物，吸い物，天ぷら，和え物，炊き込みご飯などに利用される．しかし，調理した際に煮汁に水溶性色素が溶け出し，できあがった料理の色を黒くすることもある．

f.　シメジ（キシメジ科）

シメジにはブナシメジとホンシメジがあり，ブナシメジは人工栽培されているが，ホンシメジは天然のものしかない．ホンシメジはマツタケと並び美味なキノコとして古くから好まれてきたが，現在年々収穫量が減少し，一般市場に出回りにくいことから，高級料亭で秋の味覚として利用されることが多い（図 2.27）．「シメジ」という名称で市販されているもののほとんどがブナシメジである．肉厚，白色，風味にくせがないため，さまざまな料理にあう．また加熱しても形が崩れないことから，鍋物，汁物，和え物，煮物，炒め物，焼き物など，和洋中いずれの料理にも幅広く利用できる．

g.　マッシュルーム（ハラタケ科）

マッシュルームは通称で，和名は「つくりたけ」という．色，形，まろやかな特有の舌触り，そして温和な香りで世界中の人に共通して好まれ，生で食べられる

唯一のきのこである（図2.28）．傘の色によりホワイト，クリーム，ブラウン種がある．西洋料理によく用いられ煮込み料理，スープ，クリーム和え，ミートソース，グラタン，炒め物などに利用される．切り口が酸化しやすく褐変化するため，調理の直前に切り，切り口にはレモン汁や酢をかけておくとよい．加工品として瓶詰，缶詰がある．

h. キクラゲ（キクラゲ科）

キクラゲは傘，茎を持たずゼラチン質で，背面は黒褐色で短毛のキノコである．乾燥すると固い革質になる．クロキクラゲは味や香りはあまりなく，クラゲのようなコリコリとした食感がある．和食では和え物，酢の物，サラダに用いられ，彩りとして利用されることもある．中華料理では煮物，蒸し物，炒め物，スープなどに料理利用される．シロキクラゲはキクラゲに比べて水溶性食物繊維が多く，高級素材としてスープやデザートに用いられる．キクラゲのビタミンD量は他のキノコ類と比べても多い．

問題 きのこ類に関する記述である．正しいのはどれか．2つ選べ．［創作問題］

(1) まつたけの香気成分は，レンチオニンである．

(2) まいたけには，タンパク質分解酵素が含まれている．

(3) しいたけのおもなうま味成分はイノシン酸である．

(4) きのこ類のおもな糖は，グルコースである．

(5) 生しいたけのエルゴステロールは，紫外線によりエルゴカシフェロールに変化する．

2.9 藻類

日本は四方を海に囲まれており，古くから私たちの食事はその恩恵を受けている．藻類とは，海水または淡水に生育し，光合成によって生活している植物群をいい，その色により，緑藻類，褐藻類，紅藻類に分類される（図2.29）．食用にされている藻類の種類は200種以上といわれているが日本で常時食用に利用している海藻は20種ほどである．おもなものはノリ（アオノリ，アマノリなど），コンブ，ワカメ，ヒジキ，テングサなどである．海藻の栄養成分としては，全般的にビタミン，ミネラル，食物繊維であるが，種類によって異なるのでそれぞれの特徴を理解しておくほうがよい(p.62表2.26，p.63表2.27)．特に食物繊維は豊富であるため，食の欧米化，ライフスタイルの多様化された現在の日本人にとって不足しがちな食物繊維を摂取できる藻類は大変有用である．

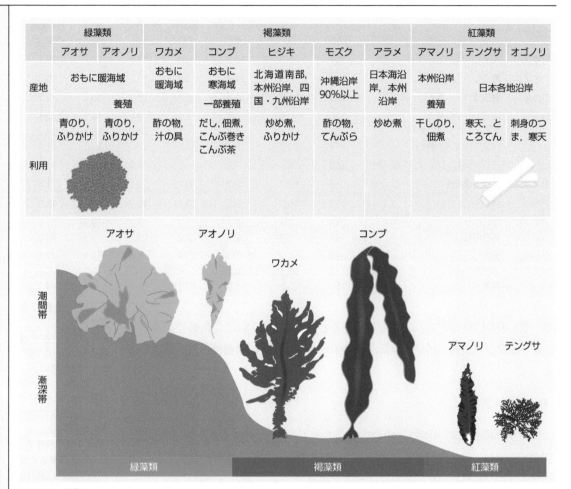

	緑藻類		褐藻類					紅藻類		
	アオサ	アオノリ	ワカメ	コンブ	ヒジキ	モズク	アラメ	アマノリ	テングサ	オゴノリ
産地	おもに暖海域		おもに暖海域	おもに寒海域	北海道南部,本州沿岸,四国・九州沿岸	沖縄沿岸90%以上	日本海沿岸,本州沿岸	本州沿岸	日本各地沿岸	
		養殖		一部養殖				養殖		
利用	青のり,ふりかけ	青のり,ふりかけ	酢の物,汁の具	だし,佃煮,こんぶ巻きこんぶ茶	炒め煮,ふりかけ	酢の物,てんぷら	炒め煮	干しのり,佃煮	寒天,ところてん	刺身のつま,寒天

図 2.29 藻類

A. ノリ

a. アオノリ

アオサ科の一種で緑藻類に分類される. **クロロフィル**などの色素を含むため, 緑色をしている. 一般的にすいたり, そのまま干したりし, さらに火にあぶって乾燥粉末にしたものを使用することが多い. 乾燥粉末にしたものは彩と香りが高いため多くの料理に利用される. ほかのノリと比べ, カルシウム, ヨウ素, 食物繊維に富んでいる.

b. アマノリ

ウシケノリ科アマノリ属の一種で紅藻類に分類される. 一般に「のり」と呼ばれているものは, アマノリ属のスサビノリとアサクサノリを養殖し, 乾燥させたものである. クロロフィルのほかに, 色素タンパク質で鮮紅色を示す**フィコエリスリン**などが含まれ, 黒っぽい紫色をしている. フィコエリスリンは加熱に弱いた

食品名		エネルギー (kcal)	水分 (g)	タンパク質*1 (g)	脂質*2 (g)	炭水化物*3 (g)	灰分 (g)	食物繊維総量(g)
アオサ	素干し	201	16.9	16.9	0.4	18.0	18.7	29.1
アオノリ	素干し	249	6.5	21.4	3.3	15.7	17.8	35.2
ワカメ	乾燥ワカメ・素干し・乾	164	12.7	(10.4)	(0.7)	12.7	30.8	32.7
コンブ	マコンブ・素干し	170	9.5	5.1	1.0	9.7	19.1	32.1
	ミツイシコンブ・素干し	235	9.2	(6.2)	(1.5)	31.9	16.5	34.8
	リシリコンブ・素干し	211	13.2	(6.4)	(1.5)	27.2	20.3	31.4
ヒジキ	干しヒジキ・ステンレス釜・乾	180	6.5	7.4	1.7	6.8	22.7	51.8
モズク	塩蔵, 塩抜き	4	97.7	0.2	(0.1)	0.1	0.6	1.4
アラメ	蒸し干し	183	16.7	(9.9)	(0.4)	10.9	14.0	48.0
アマノリ	干しのり	276	8.4	30.7	2.2	17.7	9.8	31.2
	焼きのり	297	2.3	32.0	2.2	19.2	8.3	36.0
テングサ	素干し	194	15.2	−	−	6.5	13.9	47.3
	ところてん	2	99.1	(0.1)	−	0.1	0.1	0.6
	角寒天	159	20.5	(1.0)	(0.1)	1.4	2.8	74.1

表 2.26　藻類の主要成分
＊1　アミノ酸組成によるタンパク質，＊2　脂肪酸のトリアシルグリセロール当量，＊3　差引き法による利用可能炭水化物
［資料：文部科学省，日本食品標準成分表2020年版（八訂）］

め，干しのり（原料はアマノリ）を火であぶると緑色になるのはこのためである．アマノリはタンパク質，ビタミン類，多種のミネラルが多い栄養価の高い食品である．

B.　コンブ

　コンブは褐藻類の一種で，和食の重要なだし汁やうま味の素となっている．1908（明治41）年，池田菊苗によってコンブのだし汁からうま味の成分であるグルタミン酸が発見された．おもな産地は北海道で，マコンブ，リシリコンブ，ミツイシコンブ，ラウスコンブなどがある．コンブ表面にある白い粉はマンニトールで，使用する際には洗い流さずに軽くほこりを取る程度でよい．また，コンブにはぬめり成分であるアルギン酸やフコイダンが含まれている．これらは加熱をすると溶け出るため，だし汁を作る際には，沸騰直前に取り出す方がよい．

(1) マコンブ　　北海道南部や三陸地方が主産地のコンブで，くせのない澄んだだしがとれる．肉厚なため，おぼろこんぶやとろろこんぶなどの加工品にも利用される．

(2) リシリコンブ　　北海道の利尻島，礼文島といった道北から網走などの道東が主産地のコンブで，マコンブよりも香りが強く，京料理に使用されることが多い．

(3) ミツイシコンブ　　北海道の日高地方の旧三石町（みついし）が主産地であるためこの名称で呼ばれているが，日高昆布とも呼ばれている．繊維質がやわらかく火の通りが早いので，だしだけでなく昆布巻や佃煮などに利用されることが多い．生産量も多く一般家庭でよく使われる．

食品名	無機質										ビタミン A		
	ナトリウム	カリウム	カルシウム	マグネシウム	リン	鉄	亜鉛	銅	ヨウ素	クロム	レチノール	カロテン α	カロテン β
	(mg)	(mg)	(mg)	(mg)	(mg)	(mg)	(mg)	(mg)	(µg)	(µg)	(µg)	(µg)	(µg)
アオノリ・素干し	3200	2500	750	1400	390	77.0	1.6	0.58	2700	39	(0)	2200	20000
ワカメ・乾燥ワカメ・素干し	6600	5200	780	1100	350	2.6	0.9	0.08	−	−	(0)	0	7700
マコンブ・素干し・乾	2600	6100	780	530	180	3.2	0.9	0.11	200000	14	(0)	0	1600
ヒジキ・干しヒジキステンレス釜 乾	1800	6400	1000	640	93	6.2	1.0	0.14	45000	26	(0)	2	4400
アマノリ・干しノリ	610	3100	140	340	690	10.7	3.7	0.62	1400	5	(0)	8800	38000
テングサ・素干し	1900	3100	230	1100	180	6.0	3.0	0.24	−	−	(0)	130	130

食品名	ビタミン													
	A β-クリプトキサンチン	A β-カロテン当量	A レチノール活性当量	E トコフェロール α	E トコフェロール β	E トコフェロール γ	E トコフェロール δ	K	B₁	B₂	ナイアシン	B₆	B₁₂	C
	(µg)	(µg)	(mg)	(mg)	(mg)	(mg)	(mg)	(µg)	(mg)	(g)	(g)	(g)	(µg)	(mg)
アオノリ・素干し	81	21000	1700	2.5	0	0	0	3	0.92	1.66	6.3	0.50	32.1	62
ワカメ・乾燥ワカメ・素干し	93	7800	650	1.0	0	0	0	660	0.39	0.83	10.5	0.09	0.2	27
マコンブ・素干し・乾	43	1600	130	2.6	0	0	0	110	0.26	0.31	1.3	0.03	(0)	29
ヒジキ・干しヒジキステンレス釜 乾	18	4400	360	5.0	0	0.4	0	580	0.09	0.42	1.8	0	0	0
アマノリ・干しノリ	1900	43000	3600	4.3	0	0	0	2600	1.21	2.68	12.0	0.61	78.0	160
テングサ・素干し	13	200	17	0.2	0	0	0	730	0.08	0.83	2.2	0.08	0.5	Tr

表 2.27 藻類の無機質およびビタミン
［文部科学省，日本食品標準成分表 2020 年版（八訂）］

(4) ラウスコンブ 北海道の知床半島が主産地であり，大きな葉が特徴である．コクのある濃いだしがとれ，香りも高く関東で人気がある．

C. ワカメ

日本中の沿岸でとれること，乾燥が容易なこと，軽くて持ち運びやすいことから古くから日本では食べられてきた．ワカメは生のままでは保存がきかないため乾燥させた加工品が主流である．乾燥法として海水で洗って乾燥させる「素干し」，

水で洗って乾燥させる「塩抜き」，熱湯に通して干す「湯抜き」などがある．現在，一般的に知られている乾燥ワカメは，ワカメを湯通ししたあと冷やして塩をまぶし，脱水した湯通し塩蔵ワカメで，他の乾燥わかめと比べて戻りが早く，長期間の保存にも耐えることができる．近年では手軽に使用できるカットワカメが市販されている．これは湯通し塩蔵ワカメを洗って塩抜きし熱風で乾燥させたあとに，一口大にカットされたものである．

D. ヒジキ

ホンダワラ科ホンダワラ属の一種で褐藻類に分類される．ヒジキは生のままでは渋味が強すぎて食べられないため，一度乾燥し，水戻しと水洗いのあとに蒸し上げ，再度乾燥させ，乾燥ヒジキとして利用される．カルシウムや食物繊維を豊富に含んでいる．長ヒジキは，ヒジキの茎の部分を乾燥させたもので，繊維質が多く，しっかりとした歯ごたえが特徴である．芽ヒジキは，ヒジキの芽の部分を乾燥させたもので，やわらかく，必ずしも戻さなくても使えるので利便性がよい．

E. テングサ

紅藻類テングサ科に属するマクサ，ヒラクサなどを総称して，テングサと呼び，ところてんや寒天の原料となる．ところてんは，テングサを煮出し，濾過した液体を固めたものである．ところてんは約99％が水分であり，低エネルギーな食品である．角寒天（別名：棒寒天）とは，ところてんを棒状に切り，寒ざらしにして，凍結乾燥させたものをいう．ほかに糸寒天，粉寒天などの形状があり，水に戻してさまざまな料理に利用される．

問題　海藻に関する記述である．誤っているのはどれか．1つ選べ．［創作問題］
（1）コンブには，グルタミン酸が多く含まれている．
（2）乾燥ワカメは，ワカメを湯通しした後，冷やし，塩をまぶして脱水している．
（3）アオノリのβ-カロテン当量は，極めて低い．
（4）ヒジキには，食物繊維が多く含まれている．
（5）テングサは，寒天の原料となる．

---

3. 動物性食品

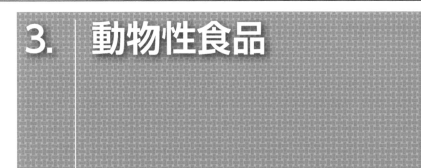

3.1 | 食肉類

一般に食肉は動物の骨格筋（筋肉）と付随する脂肪組織をいうが，肝臓や心臓などの内臓も含めて分類されている．食用とされる肉類は，畜肉類，鳥肉類やその他にカエルやスッポンなど，多種類にのぼる．一般には，通常飼育されている家畜や家禽類の筋肉部分を食肉として取り扱う．近年の食肉の消費は，最も多いのが豚肉で，次いで鶏肉となる（図3.1）．

図 3.1 食肉の需給の推移
国内生産量と輸入量はほぼ消費量に近い．
［食料需給表］

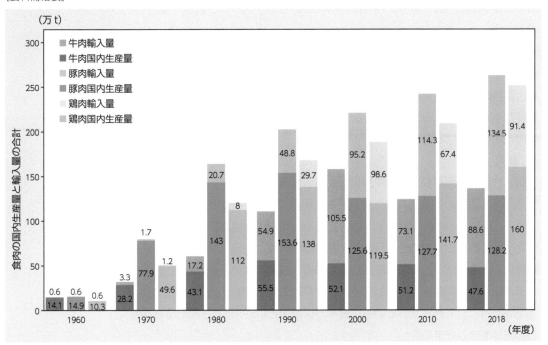

A. 食肉の種類

a. 牛肉

わが国には在来の肉牛として黒毛和種，褐毛和種，無角和種，日本短角種の4
品種が存在する．国産肉用牛には，肉専用種，交雑種と乳用種がある．肉専用種
としては，在来の和牛に外来肉用牛と交配してつくられた雑種の黒毛和種，褐毛
和種，無角和種そして日本短角種などの改良和牛がある．肉用の乳用種には，お
もにホルスタイン種の雄牛を肉用に肥育したものや，乳廃牛も肉用に出荷されて
いる．交雑種は，肉専用種と乳用種の交雑種である．

牛肉は，乳用種より肉専用種のほうが，肉質がよく，特に和牛の肉質は鮮紅色
で，きめが細かく，脂肪分が肉全体に網目に広がっている．また，雄牛は肉質が
硬く，悪臭があるため，雄牛よりも雌牛が上等とされ，雄でも去勢牛のほうが，
肉質が軟らかく上等とされる．

b. 豚肉

豚は，日本で飼育されているのが「ランドレース種」（原産地デンマーク），ハンプ
シャー種」（原産地米国），「大ヨークシャー種」（原産地英国），「デュロック種」（原産地米
国）のいずれかを組み合わせた雑種である．品種を掛け合わせることで，飼育の
しやすさや肉質のよさなど，親豚の優れた能力を維持してきた．なお，「黒豚」と
いわれるバークシャー種（英国）は，純粋種として飼われている．イベリコ豚は，
食用に飼育される豚の品種で，イベリア種100%純血，もしくはイベリア種とデュ
ロック種を交配させた豚（イベリア種50%以上）のうち，スペイン政府が認証したも
のをいう．

豚は，皮下に厚い脂肪層をもち，脂肪が蓄積しやすく，また筋肉や筋間にも脂
肪が分布する．牛肉より肉色は淡く淡紅色で，肉質は，きめが細かく弾力性があ
る．脂肪の溶ける温度は，食べた時の舌ざわりと深い関係があり，牛脂の溶ける
温度が40〜50℃であるのに対し，豚脂は33〜46℃で人の体温に近い温度で，
牛肉と比べて舌ざわりがよい．

c. 鶏肉

鶏は肉用種，卵用種，卵肉兼用種に大別される．ブロイラーは，生後7〜8週
間で出荷するために改良された肉用若鶏の総称であり，その大半は一代雑種（雄
白色コーニッシュ×雌白色プリマスロック）である．鶏肉の肉色は淡く淡紅色で，高密
度で飼育されるために肉は軟らかい．鶏肉の脂肪は，主として皮下と内臓にあり，
鮮黄色で融点が低い．鶏肉の味は淡白である．成鶏になると脂質が沈着し，味も
濃厚となる．産卵用鶏で産卵しなくなった廃鶏の肉は硬く，肉質が悪いため加工
製品の原料として利用されている．日本では欧米とは逆に，もも肉の嗜好が強く，
むね肉はあまり好まれない．

d. 羊肉（緬羊）

　日本での羊の生産は，基本的には観光牧場での飼育程度であり，肉用として一般市場に出回るのはわずかである．需要の大部分はオーストラリアやニュージーランドなどからの輸入に頼っている．**マトン**は生後1年以上の成羊肉であり，**ラム**は生後1年未満の仔羊肉である．日本ではマトンとしての流通量が多い．マトンと比べてラムの肉色は暗赤色で，肉質は豚肉より硬い．また脂肪は白色で，融点が高く，羊肉にはカプリル酸やペラルゴン酸などによる特有の臭いがある．羊肉は，プレスハムやソーセージなどの加工用原料として利用される割合が多いが，そのうち，ラムは肉質が軟らかく，また羊肉特有の臭いも少ないので，精肉用として利用される．カルノシン（β-アラニンとヒスチジンからなるジペプチド）の含量は，牛肉，豚肉，鶏肉や羊肉の中で最も高い．

e. 食用の肉

　日本では，「と畜場法」により，食用の牛，馬，豚，羊，山羊は，認可された屠畜場でのみ屠殺することができる．さらに，生体検査，解体前検査，解体後検査と3度にわたり獣医師がチェックし，病気がないかどうか，薬物などの残留がないかどうか，などを調べる．一方，食材として捕獲された野生の鳥獣をジビエ（仏：gibier）と呼んでいる．野生鳥獣の場合，食品衛生法により，病獣またはその恐れのあるものは販売してはいけないという一般的な縛りはあるが，実際に検査をしてパスしなければいけないという義務はない．

f. 食肉の部位

　家畜は，屠殺された後に放血し，皮を剥いでから頭部・尾・四肢端を取り去り，内臓を摘出する．その後，処理された骨付き肉を枝肉と呼び，背骨の中央に沿って2つに切断される．これを半丸といい，牛や豚は，この状態で貯蔵・熟成される．図3.2に小売用食肉の部位別区分と名称を示した．

　食肉は，屠体，枝肉，部分肉，精肉に分けられて流通する．また，加工品として流通する場合もある．枝肉を，さらに部位ごとに切断し，余計な脂肪や骨を除去するなどしたものを部分肉と呼ぶ．牛や豚などの畜種ごとに部分肉の取引規格が存在し，その規格に基づいて調製される．部分肉の規格は，カットの位置や呼称が国ごとに異なる．部分肉を，小売などに適するよう，スライスや角切り，細切り，挽肉などに調製したものを精肉と呼ぶ．生体から枝肉を生産した後に残る副産物から，外皮を除いた内臓類を副生物という．

B.　食肉の構造

　動物の筋肉は，その構造と機能から，骨格筋や心臓を構成している横紋筋と，内臓や血管壁を構成している平滑筋に大別される．

　筋肉組織は，筋線維（筋肉細胞）のほかに血管，神経，脂肪組織などから成り立っ

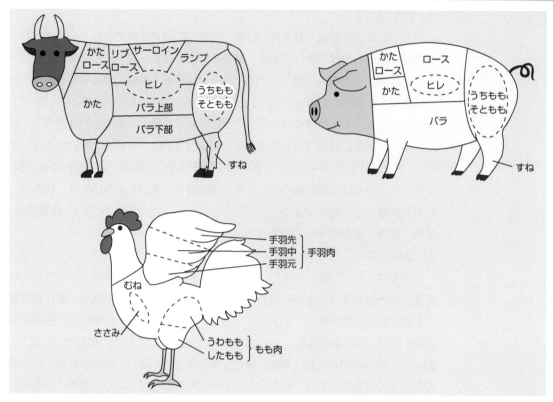

図 3.2　小売用食肉
の部位別区分と名称

ている．その構造を図3.3に示した．

a.　筋線維

　筋肉は筋線維と呼ばれる細胞の集まりである．つまり，筋線維は，円筒状の多
核細胞で，多数集まって筋束という小さな束を作っている．さらにこれらが多数
集合して，結合組織で包まれ，血管やリンパ管，神経，脂肪組織を包み込んで，
独立した筋肉を形成している．一本の筋線維の横断面の中に筋原線維が円筒の縦
軸と平行にぎっしり束ねられるように走っている．袋状の筋小胞体が筋原線維を
包み，筋原線維と筋原線維の間にはミトコンドリア，そして細胞膜から筋線維の
内部直角に達するように，筋細胞の活動電位を細胞内に伝達する機能を有する横
行小管（T管）が存在する．筋線維の断面積の大小は，肉質の「きめ」にかかわると
いわれる．肉のきめが細かい部位は，運動をあまりしない部位で，肉質が軟らか
い．

b.　筋原線維

　筋原線維は，太いフィラメントの**ミオシン**と，細いフィラメントの**アクチン**，
カルシウムイオンに依存してアクチンの働きを調節するトロポミオシン，カルシ
ウムと結合するトロポニンなど，20種類以上のタンパク質からできている．
　筋原線維には，明るい部分（I帯）と暗い部分（A帯）が繰り返された構造をしてい

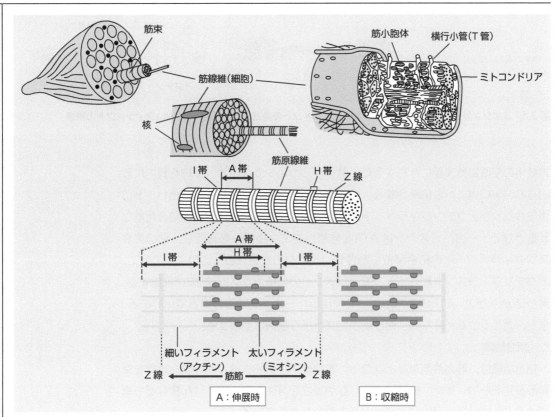

図3.3　筋肉の構造

る．A帯の中央部には，やや明るい部分のH帯とI帯の中央部にはZ線がある．Z線とZ線の間を筋節（サルコメア）といい，筋原線維の最小単位とされている．I帯にはアクチンだけが，H帯にはミオシンだけが，A帯にはアクチンとミオシンが存在する．つまり，アクチンやミオシン単独の部分は明るい部分となる．アクチンの結合部分がZ線となる．

　ミオシンは，頭部に2つのふくらんだ形状を持つ（図3.4）．このミオシンの頭部は，アデノシン三リン酸（ATP）の分解（ATP分解酵素）とアクチンとの結合部位という働きがある．ミオシンは，会合して太い線維（フィラメント）を形成する（図3.5）．

　一方，アクチンは球状のアクチン（G-アクチン）がらせん状に重合して，細いフィラメント状のアクチン（F-アクチン）を形成している（図3.6）．このF-アクチンにトロポミオシンとトロポニンというタンパク質が結合している．トロポミオシンは，細長いひものような形状でF-アクチンのらせんの間に入っており，アクチンとミオシンの結合を妨げている．トロポニンは，トロポニンT，トロポニンI，トロポニンCの3つのサブユニットからなる．トロポニンCは，カルシウムイオンとの結合の役割を担っている．

　筋の収縮において，脳から神経を介して筋に収縮の電気的信号が伝わると，筋

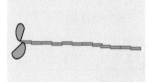

図 3.4 ミオシン分子の構造

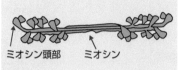

図 3.5 太いフィラメントの構造

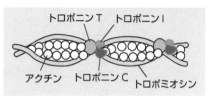

図 3.6 細いフィラメントの構造

線維中の筋原線維表面に存在する筋小胞体からカルシウムイオンが細胞質内に放出され，トロポニンCに結合する．その後トロポニンの立体構造が変化し，トロポミオシンがアクチンフィラメントから離れ，アクチンとミオシンが結合可能な状態となる．一方，ミオシンはATPを分解してエネルギーを獲得し，細いアクチンフィラメントとの結合部位に結合し，それを引き寄せる．このようにして，アクチンフィラメントがミオシンフィラメントの間に滑り込み，筋肉が収縮する．滑り込みの力は，ATPのエネルギーを利用したミオシン頭部の構造変化である．また，カルシウムイオンは，再び筋小胞体へ戻り筋肉は弛緩する．

c. 結合組織

　結合組織は，筋肉や筋束などを包み，筋線維同士や筋線維と他の結合組織を束ねる役割をもつ．また，肉に強さやしなやかさを与え，皮，腱，じん帯なども構成する．主成分は，アルブミノイド系のタンパク質である．

d. 脂肪組織

　動物の脂肪は，おもに皮下や内臓諸器官の周囲および腹腔脂肪組織などに沈着する蓄積脂肪と，筋肉組織や臓器組織に含まれる組織脂肪に分けられる．家畜を肥育すると，脂肪は，皮下や内臓諸器官の周囲および腹腔などに沈着し，さらに筋線維が集まってできた筋束の周りに脂肪細胞を増やし，脂肪が筋肉の内部組織にまで細かく全体に分散して沈着する．このように，筋肉組織に脂肪組織が分散して沈着することを「さしが入る」といい，このような肉を**霜降り肉**という（図3.7）．肉質は軟らかく口当たりが良い．牛肉の肉質の評価において，霜降りの程度を脂肪交雑という．

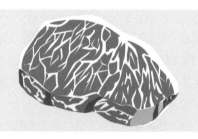

図 3.7 さしの入った肉（霜降り肉）
白い部分が脂肪．

C. 屠殺後の筋肉の変化

a. 死後硬直

　屠殺した直後の動物の筋肉は，伸張性があって軟らかい．このとき，筋肉中のアクチンとミオシンは結合しておらず，筋肉は弛緩状態にある．屠殺されてしばらくすると，動物の筋肉は硬くなる．このように屠殺後に筋肉が硬くなる現象を死後硬直という．その機構は，屠殺後，筋肉への酸素の供給が断たれると，筋肉中のグリコーゲンが解糖により分解されて乳酸が生成され，それに伴って肉のpHは中性から酸性に低下する．肉のpHが酸性になるとATPaseが活性化され，ATPが分解されて減少し，筋原線維を構成するアクチンとミオシンが結合してアクトミオシンと呼ばれる複合体を生じ，このアクトミオシンの生成に伴って筋肉は収縮し硬くなる．硬直中の肉は硬く，また肉タンパク質の水和が減少してくるので保水性や結着性に欠け，味が悪く，食用に適さないだけでなく，加工用にも利用できない（図3.8）．

　死後硬直時間は，動物の種類や大小，屠殺前後の状態や温度などで異なる．温度が高いほど早く硬直が起こり，低温では遅い．しかし，屠殺直後に凍結した肉では硬直の進行は停止し，解凍すると急速に進行する．また屠殺前の栄養状態の悪かったものや屠殺後に手荒に扱ったものは硬直時間が短く，硬直の程度も浅い．そのため肉質も悪くなる．屠殺から最大死後硬直期までに要する時間は，動物により異なり，牛で24時間，豚で12時間，鶏で2～3時間である．

b. 肉の熟成

(1) テクスチャー　屠殺直後の肉は軟らかいがうま味に欠け，また硬直中の肉は硬く，保水性や伸展性もないので食味に乏しい．しかし，硬直中の肉をしばらく低温で貯蔵しておくと，プロテアーゼの作用を受けて，肉は徐々に軟らかくなる．肉の酸性化に伴い，まず酸性プロテアーゼが働き，その後中性プロテアーゼが作用する．肉汁中のうま味成分も増加し，保水性が改善して風味も向上する．

図 3.8　肉の熟成における pH および保水力の変化
［荒川信彦，調理科学，**12**（1979）より改変］

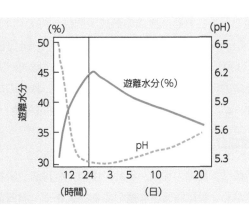

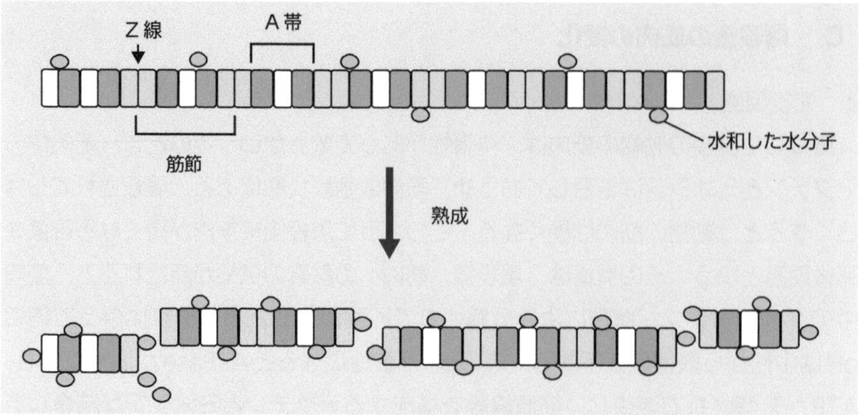

図 3.9　熟成による筋原線維の小片化と水和量の増加

したがって，屠殺解体した食肉は一定期間低温貯蔵し，硬直を解除（解硬，軟化）させてから食用とする．食肉が解硬し，うま味成分が増加する期間を**肉の熟成**という．

　食肉の熟成機構は未だ明確にされてはいないが，①筋原繊維の構造の変化や結合組織の変化，②筋肉自身に含まれるカテプシンやカルパインなどのタンパク質分解酵素の働きによる自己消化作用，③タンパク質と陽イオンによる水和量の増加など，種々の化学的および物理的な作用が加わった結果によるものであると考えられている（図3.9）．特に長く熟成させた牛肉では，結合組織の構造が脆弱化し，肉の軟化に大きく影響する．

(2) うま味物質　　熟成中の肉は，アミノ酸，ペプチド，ヌクレオチドなどのうま味成分が増加する．筋肉に含まれているヌクレオチドの1つであるATPは，熟成中にADP，AMPと分解され，うま味物質であるIMP（イノシン酸）が生成される（図3.10）．アミノ酸とペプチドも増加し，熟成によるうま味の向上に寄与している（図3.11）．一方，pHが上昇するので微生物が繁殖しやすく，腐敗しやすくなる．食肉の熟成期間は動物の種類や大小のほか，温度に大きく左右され，貯蔵温度が高いほど短縮されるが，細菌の増殖による腐敗の危険性があるので，通常0〜5℃の低温で保存される．食肉の熟成期間は，牛で約10日，豚で約3〜5日，鶏では1日くらいである．牛では多くの場合10〜14日後に市販されているが，和牛では1か月以上長期熟成させたものもある．豚肉と鶏肉は，牛肉ほど硬くはなく，また肉の熟成の効果も高くないことから，軟化のための熟成期間は考慮されておらず，4℃以下での流通と販売の時間が熟成期間となる．

D.　食肉の一般成分

　食肉の一般成分値は，動物の種類，年齢，性別，飼育法や栄養状態，部位などによって著しく異なる．特に脂質含有量の変動が大きく，脂質量は水分含有量と

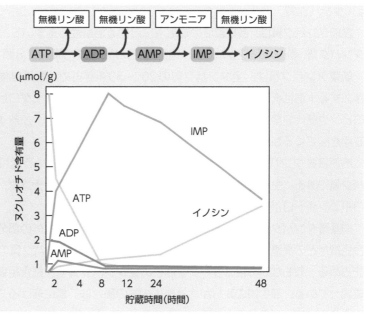

図 3.10　鶏肉胸部のヌクレオチド含有量の変化
［荒川信彦, 調理科学, 12（1979）より改変］

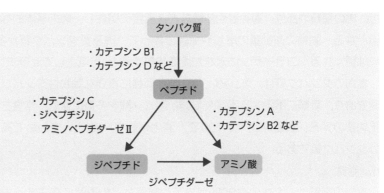

図 3.11　タンパク質分解プロセスと作用するプロテアーゼ

表 3.1　食肉の一般成分（可食部 100 g あたりの量）
＊1　アミノ酸組織によるタンパク質, ＊2　脂肪酸のトリアシルグリセロール当量, ＊3　炭水化物の＊はエネルギー計算に用いた値
［文部科学省, 日本食品標準成分表 2020 年版（八訂）］

逆比例関係にある. タンパク質15 ～ 25%, 脂質0.8 ～ 40%, 水分50 ～ 75%で, 灰分および炭水化物は少ない（表3.1）.

| 食肉 | エネルギー（kcal） | 水分（g） | タンパク質＊1（g） | 脂質＊2（g） | 炭水化物＊3 | | 灰分（g） |
					利用可能炭水化物（単糖当量）（g）	差引き法による利用可能炭水化物（g）	
牛肉（和牛肉サーロイン赤肉）	294	55.9	14.5	24.1	0.4	4.7＊	0.5
牛肉（輸入牛肉サーロイン赤肉）	127	72.1	18.5	3.8	0.5	4.5＊	0.8
豚肉（大型種肉ロース脂身つき）	248	60.4	17.2	18.5	0.2	3.0＊	0.9
鶏肉（若鶏肉もも皮つき）	190	68.5	17.0	13.5	0＊	0.1	0.9
羊肉（マトンロース脂身つき）	192	68.2	17.7	13.4	0.2＊	0	0.8

a. タンパク質

　食肉タンパク質は，各種濃度の塩溶液に対する溶解性に基づいて，筋漿（筋形質）タンパク質，筋原線維タンパク質，肉基質タンパク質の3種類に分類されている．

　筋漿タンパク質は，全タンパク質の20 〜 30%を占め，筋原線維の筋漿中に存在する水溶性タンパク質である．色素タンパク質であるヘモグロビンとミオグロビンや糖代謝関連酵素などが含まれる．酵素タンパク質は，加熱すると変性して浮き出てくるが，これが肉由来のあくである．

　筋原線維タンパク質は，全タンパク質の50 〜 60%を占める塩可溶性のタンパク質である．主成分は筋原線維を構成するミオシンとアクチンで，その他にトロポニンやトロポミオシンが含まれる．

　肉基質タンパク質は，筋肉組織の筋原線維，筋漿，脂肪以外の部分，筋膜や結合組織などの高濃度の塩類に不溶性のタンパク質で，全タンパク質の10 〜 20%を占める．おもなものは**コラーゲン**などの硬タンパク質で，結合組織や筋膜の主要成分である．若牛肉の軟らかさと成牛の肉の硬さは，塩に溶けるコラーゲンの割合の違いで，加齢に伴って不溶性のコラーゲンとなり，成牛肉は硬くなる．また，肉の種類や部位，運動量や加齢などと密接に関係し，肉の基本的な硬さの要因となる．動物の運動量の増加や加齢に伴って，肉基質タンパク質が多くなり，肉は硬くなる．コラーゲンに水を加えて加熱すると，可溶化して**ゼラチン**になる．

　食肉のタンパク質は，乳，卵，魚介類と同様に重要な動物性タンパク質の供給源であり，穀類に不足する不可欠（必須）アミノ酸を多量に含む．常食される食肉正肉部のアミノ酸価はすべて100で，消化率も90%以上ときわめて高く，良質のタンパク質である．

b. 脂質

　食肉の脂質は，全体の約90%が皮下や臓器などの周囲に存在する中性脂肪である．脂質含量は，動物の種類や年齢，栄養状態，食肉の部位などにより変動し，鶏肉ささみのように脂質含量1%未満のものから，和牛リブロース脂身のように80%を越えるものまである．一般に食肉の脂質は，雄より雌に，また幼動物より成獣に多く，老前期になると減少する．また，夏より冬に多く，季節によっても変動する．

　組織脂肪は，大部分がリン脂質をはじめとする複合脂質で，飼料などの外的要因に影響されにくい．蓄積脂肪の大部分が中性脂肪であり，皮下，胃，腸，腎臓などの臓器内，筋肉間などの脂肪組織を構成する脂肪細胞中に蓄積されて存在する．

　食肉中の脂質を構成する脂肪酸は，一価不飽和脂肪酸である**オレイン酸**が多く，飽和脂肪酸のパルミチン酸，ステアリン酸が続く．必須脂肪酸であるリノール酸は，豚肉と鶏肉にある程度含まれるが，家畜の食肉では少ない（表3.2）．一般に，飽和脂肪酸は融点が高く，逆に不飽和脂肪酸は融点が低い．食肉の種類による脂

食肉			牛肉(和牛肉サーロイン赤肉, 生)	牛肉(輸入牛肉サーロイン赤肉, 生)	豚肉(大型種肉ロース脂身つき)	鶏肉(若鶏肉もも皮つき)	羊肉(マトンロース脂身つき)
飽和脂肪酸	12：0	ラウリン酸	0.1	0.1	0.1	0	0.1
	14：0	ミリスチン酸	2.8	2.6	1.6	0.9	2.6
	16：0	パルミチン酸	25.5	27.5	25.6	25.9	26.1
	18：0	ステアリン酸	10.1	13.6	16.2	6.7	21.9
	20：0	アラキジン酸	0.1	0.1	0.2	0.1	0.2
一価不飽和脂肪酸	14：1 n−7	ミリストレイン酸	1.2	0.7	0	0.2	0.1
	16：1 n−7	パルミトレイン酸	4.8	3.8	1.9	6.5	1.3
	18：1 n−7/n−9	18：1 計*	50.5	45.3	40.3	44.6	40.9
	20：1 n−9	イコセン酸	0.4	0.3	0.8	0.5	0.2
多価不飽和脂肪酸	18：2 n−6	リノール酸	2.4	1.7	10.8	12.5	2.4
	18：3 n−3	α−リノレン酸	0.1	0.7	0.5	0.6	1.0
	20：4 n−6	アラキドン酸	0.1	0.4	0.3	0.6	0.2

表3.2　食肉中の脂肪酸組成（g/100 g 総脂肪酸）

＊n−7：シス−バクセン酸, n−9：オレイン酸の合計. オレイン酸が非常に多い.

［文部科学省, 日本食品標準成分表2020年版（八訂）脂肪酸成分表編第2表］

肪酸組成の違いは，食肉中の脂質の融点の違いに反映し，牛脂は40〜50℃，豚脂は33〜46℃，羊脂は45〜55℃，鶏脂では30℃以下となり，口当たりや舌ざわりに影響している.

c.　ビタミン

　食肉は，ビタミン供給源として重要であり，水溶性**ビタミンB群**や脂溶性ビタミンAなどを多く含む. 筋肉には，ビタミンB群が多く含まれ，特に豚肉にはビタミンB_1が多く，ビタミンB_2は鶏肉より豚肉や牛肉に多い. ビタミンB_6は豚肉や牛肉に多く含まれ，ビタミンB_{12}は，レバーなどに多く含まれる. 脂溶性ビタミンは食肉の中で，レバーが大きな供給源となる. 特に，ビタミンAやDの含量が高い.

d.　食肉の色素タンパク質

　食肉の色は，主として筋肉中に含まれる色素タンパク質の**ミオグロビン**によるが，この筋肉中のミオグロビン含量は，動物の種類や筋肉の部位，加齢によって異なる. ミオグロビン含量が高い馬肉や牛肉は，豚肉や鶏肉に比べて肉色が濃く，老齢動物のほうが幼動物よりミオグロビン含量が多いため色が濃い.

　ミオグロビンが持つ鉄イオンの酸化還元は，食肉の変色，および食肉加工製品の色調と深いかかわりがある. 屠殺した直後の新鮮な肉の色は，還元型ミオグロビンにより暗赤色を呈するが，食肉を切ってしばらく空気に触れさせておくと鮮赤色に変化する. これは，ミオグロビンが空気中の分子状の酸素と結合（酸素化）してオキシミオグロビンへと変化（ブルーミング）したためである.

　長時開放置しておくと，オキシミオグロビンは褐色のメトミオグロビンとなる. この現象をメト化と呼ぶが，これはヘム核の2価の鉄が3価に酸化されたために

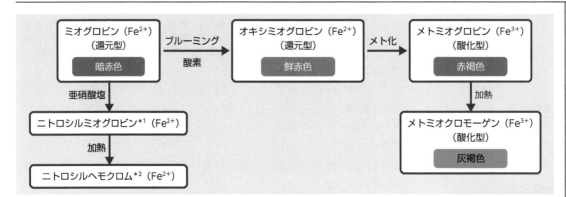

図 3.12　ミオグロ
ビンによる食肉の色
の変化
＊ 1　旧称ニトロソ
ミオグロビン，＊ 2
旧称ニトロソミオク
ロモーゲン

起こる．また，生肉を加熱すると肉色が灰褐色になる．これは，ミオグロビンが
熱により変性すると同時に色素部分の鉄が酸化されてメトミオクロモーゲンに変
化するためである．

　生肉は加熱すると褐色となるが，ハムやベーコンは，製造時に発色剤として硝
酸塩や亜硝酸塩を使用するため，加熱しても色が変わらない．これは，硝酸塩が
細菌により還元されて亜硝酸となり，さらに還元されて一酸化窒素へと変化する．
ミオグロビンは，一酸化窒素と結合し，ミオグロビンのヘム色素が 2 価の鉄に保
たれたままで安定化し，鮮赤色のニトロシルミオグロビン＊となる．これを肉色
の固定といい，加熱してタンパク質が変性しても変色しない（図3.12）．

＊　旧称ニトロソミ
オグロビン．化学命
名 法 で は「ニ ト ロ
ソ」は NO が他の原
子と共有結合してい
る場合に用い，NO
が配位結合する場合
は「ニトロシル」と
呼称するとされてい
る．本化合物は鉄イ
オンに配位結合して
いるため，「ニトロ
シルミオグロビン」
とするが，本書では
これまでの呼称と併
記した．

e. 食肉製品

　食肉製品とは，食肉および臓器を原料として製造した乾燥食肉製品（ビーフジャー
キーなど），非加熱食肉製品（セミドライソーセージ，生ハムなど），加熱食肉製品（ボン
レスハム，ベーコン，ソーセージ，チャーシューやハンバーグなど）および特定加熱食肉製
品（ローストビーフ）をいう．製法については，食品衛生法で規定されており，食肉
の微生物制御を行うために，乾燥，燻煙，加熱または中心部の温度を63℃で30
分間加熱する方法と同等の効力を有する方法で製造されなければならない．

(1) 加熱　　加熱法には，食肉を湯槽に湯漬する湯煮法と，蒸気で加熱する蒸煮
法がある．いずれの方法でも，微生物を死滅させるためには，中心部を63℃で
30分間以上保たなければならない．また，加熱によって，製品の色調が安定し，
適度な弾力が生まれ，特有の風味が得られる．

(2) 乾燥，燻煙　　乾燥により製品の水分活性は低下し，保存性が高まり，発色
の効果と特有の風味を付加することができる．燻煙は，サクラ，ナラなどの堅木
のチップを燻して煙を発生させ，揮発性成分を表面に付着させる．燻煙法には，
燻煙室の温度の違いにより，冷燻法（30℃以下），温燻法（30 ～ 50℃），熱燻法（50 ～
80℃）のほか，液化した煙成分（燻液）を用いる液燻法などがある．

(3) 塩漬　　肉を食塩，硝酸塩，亜硝酸塩，香辛料などからなる塩漬剤と混合し

て低温で貯蔵することを塩漬といい，肉製品の保存性，色調，風味，保水性など
が向上する．塩漬剤の中の硝酸塩と亜硝酸塩は発色剤となり，これらから生成し
た一酸化窒素（NO）がミオグロビンと結合し，ニトロシルミオグロビンとなり，
加熱後も安定な鮮紅色のニトロシルヘモクロム＊をつくる．また，亜硝酸塩には
細菌の増殖抑制作用があり，特に毒素型の食中毒菌であるボツリヌス菌に対して
有効となる．一方，酸性条件下で，亜硝酸塩はアミン類と反応してN-ニトロソ
化合物（発がん性物質）を生成するので，製品中の亜硝酸の残存量が0.07 g/kg以下
に制限されている．

(4) ハム類およびベーコン類　　ハム類とベーコン類は，豚肉を原料として製造
される．ハムは，塩漬し，熟成させた後に型に詰めて糸で巻いたりしてからさら
に燻製させる．仕上げにスチームで蒸したり，ボイルして作成される．ハムは加
熱食肉製品となる．ベーコンは，肉の塊を塩漬して熟成し，低温で燻製にする．

(5) ソーセージ類　　生肉を細切して食塩・香辛料などと混合して粘着力を高め，
ケーシング（充填用の包装材料）に充填後に，炊煙，乾燥，ボイルなどを行ったもの
である．ケーシング（ウインナーソーセージは羊小腸，フランクフルトは豚小腸または人工
素材），サイズ，製造工程（加熱や乾燥），内容物などの違いにより，多くの種類に分
けられる．また，食肉の原料も豚肉以外にマトン，馬肉，魚肉などが用いられる．

問題　食肉の特性についての記述である．誤りはどれか．
　　　　[平成 23 年度栄養士実力認定試験第 8 回問題 36]
(1) 食肉の脂質は，パルミチン酸やステアリン酵などが多い．
(2) 脂質が筋肉内部まで薄い層として沈着した肉を，霜降り肉という．
(3) 牛脂は，融点が人の体温に近いため，豚脂よりも舌触りがよい．
(4) 蓄積脂質（脂身）は，約 90％が中性脂質である．
(5) ベーコンは，豚のバラ肉を塩漬けし，冷燻したものである．

3.2 ｜乳類

「哺乳類」は，その名のとおり乳を摂取して成長する生物である．特に，消化吸
収機構が発達していない幼い哺乳類は，乳腺から分泌する乳を摂取することで，
発育上必要な栄養素を得ている．ヒトは，人乳以外の哺乳類の乳と乳製品を日常
的に摂取してきた．なかでも牛乳とのかかわりは古く，紀元前のエジプト壁画に
は牛からの搾乳の様子が描かれている．豚やイヌなどのほか，哺乳類の乳と比較

	エネルギー	水分	タンパク質*1	脂質*2	炭水化物*3	灰分	ナトリウム	カリウム	カルシウム	リン
	(kcal)	(g)	(g)	(g)	(g)	(g)	(mg)	(mg)	(mg)	(mg)
人乳（100 g：98.3 mL）	61	88.0	0.8	3.6	(6.7)	0.2	15	48	27	14
生乳（100 g） ジャージー種（96.7 mL）	77	85.5	3.5	5.0	4.7	0.7	58	140	140	110
ホルスタイン種（96.9 mL）	63	87.7	2.8	3.8	4.7	0.7	40	140	110	91
普通牛乳（100 g：96.9 mL）	61	87.4	3.0	3.5	4.7	0.7	41	150	110	93

表 3.3　人乳と牛乳の一般成分値
＊1 アミノ酸組成によるタンパク質，＊2 脂肪酸のトリアシルグリセロール当量，＊3 利用可能炭水化物（単糖当量）
食品成分表では牛乳に普通の名称がついているが，乳等省令などでは普通の名称は改正時に削除されている．
[資料：文部科学省，日本食品標準成分表 2020 年版（八訂）]

して，牛乳は水分（約88％），無脂固形分（約8.5％），脂質含量（約3.5％）が人乳に近く，それが私たちにとって牛乳が身近になった理由ではないかと考えられる．

国内の乳用牛は，約99％がホルスタイン種であり，ほかにはジャージー種が存在する．牛乳は飲料だけではなく，脂肪とタンパク質を凝固させることでそれぞれがバターとチーズとなる．また，乳酸菌の添加によって牛乳中の乳糖から乳酸を生成することで，ヨーグルトが製造される．牛乳の成分を理解することで，それら調理や加工食品の特性をつかむことができる．本節では，まず牛乳に含まれる成分を紹介し，その成分の特徴を利用した乳・乳製品について解説する．

A.　乳成分

搾乳したままの牛乳を「生乳」，飲料として流通する牛乳を「牛乳」と呼ぶ．牛の生乳は人乳に比べて，炭水化物（ほぼすべてが乳糖）が少なく，タンパク質と灰分が多く含まれる（表3.3）．乳用牛の中でも，ホルスタイン種に比べるとジャージー種に脂質が多く含まれている．牛乳は80％以上が水分で，残りの成分を乳固形分と呼ぶ（図3.13）．乳成分には，「ラクト」が付く名称の成分が多く，これはラテン語で乳を意味する「lac」に由来する．

図 3.13　牛乳中の成分
g は牛乳 100 g 中の重量，% は各成分中の割合

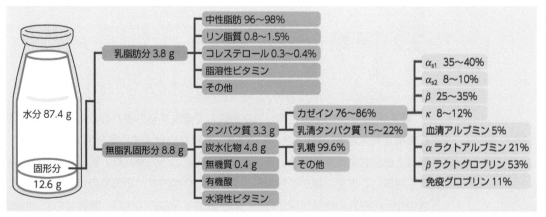

図 3.14　乳製品の水中油型（O/W）と油中水型（W/O）

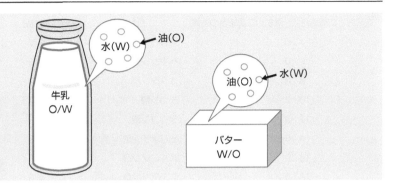

a. 脂質

　通常，水と油（脂）は分離するが，食品には牛乳のように両成分が分離せずに混在しているものがある．牛乳の脂質の多くが，リン脂質や糖脂質，そしてタンパク質で構成された乳脂肪膜によって覆われた脂肪球の形で溶解している．この状態は，牛乳中の大部分を占める水中に脂肪が溶けている，**水中油型＝O/W型**(oil in water)と呼ばれ，反対に油（脂）の中に水が粒子となっている場合を油中水型＝W/O型(water in oil)と表す（図3.14）．またこのように，互いに溶け合わない液体や成分の一方が，他の一方に微細な液滴（乳化粒子）として分散しているものを**エマルション**と呼ぶ．生乳中には，異なる直径（1～8 μm）の脂肪球が存在する．時間の経過とともに，直径の大きな脂肪球は浮遊し，互いに結合することでクリーム状の塊（**クリーミング**）を形成する．多くの牛乳は流通前に，大きな脂肪球に圧力をかけて均一の細かい脂肪球へと破砕する均質化（ホモジナイズ）処理を行っている（図3.15）．均質化後の牛乳は，クリーム状の塊が生成されにくく，脂肪球数の増加によってより色が白く見えるようになる．

　牛乳中の脂質のほぼすべてが，トリアシルグリセロールで，微量成分としてリン脂質（レシチンなど），コレステロールが存在する．トリアシルグリセロールを構成する脂肪酸は，パルミチン酸，ステアリン酸，オレイン酸が多い（表3.4）．また，人乳に比べて短鎖脂肪酸や飽和脂肪酸が多く，一価または多価不飽和脂肪酸は少ない傾向にある．酪酸やヘキサン酸などは，搾乳後の時間経過とともに脂肪分解

図 3.15　牛乳の脂肪球均質化処理

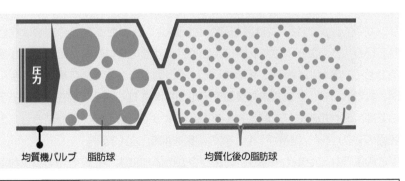

表 3.4 乳中の脂肪酸組成（mg/100 g 乳）牛はホルスタイン種

炭素数：二重結合数　最初の二重結合の位置		脂肪酸名	牛（生乳）	人乳
4：0		酪酸	72	0
6：0		ヘキサン酸	46	0
8：0		オクタン酸	27	3
10：0		デカン酸	62	37
12：0		ラウリン酸	73	170
14：0		ミリスチン酸	330	180
16：0		パルミチン酸	1200	730
18：0		ステアリン酸	470	190
16：1	n−7	パルミトレイン酸	57	81
18：1	n−9	オレイン酸	950	1400
18：2	n−6	リノール酸	110	490
18：3	n−3	α−リノレン酸	15	47
18：3	n−6	γ−リノレン酸	5	3
20：4	n−6	アラキドン酸	7	13
22：6	n−3	ドコサヘキサエン酸	0	30

臭を発生させるが，均質化処理によって抑制することができる．

b. タンパク質

　牛乳の固形成分から乳脂肪分を除いた成分を，無脂肪固形分と呼び，タンパク質と炭水化物が大部分を占める．100 g の牛乳中には 3.2 g のタンパク質が含まれており，その約 80% がカゼインである．それ以外のタンパク質を乳清タンパク質という．牛乳のアミノ酸価は 100 である．

(1) カゼイン　　カゼインは，牛乳の pH を 4.6 に調整すると凝集沈殿するタンパク質である．また凝乳酵素と呼ばれる**レンネット**（母乳の消化のために仔牛の胃で作られる酵素の混合物．おもな活性酵素は**キモシン**）で処理すると一部分解するが，凝固沈殿する．この現象を利用してチーズが製造される．

　カゼインは構成アミノ酸としてプロリンを多く含み，セリンの一部にリン酸が結合したリンタンパク質である．カゼインは，α_{s1}−カゼイン，α_{s2}−カゼイン，β−カゼイン，κ−カゼインの 4 種類が存在する．α_{s1} と α_{s2}−カゼインにはリン酸化セリンが多く，β−カゼインは最も疎水性が強い．κ−カゼインの C 末端は糖修飾されている．各カゼインは牛乳中に単独で存在するのではなく，それぞれが集合したカゼインミセル（集合体）を形成している．カゼインミセルの構造は完全には解明されておらず，さまざまな構造モデルが提唱されている．現在有力なモデルとしては，ミセル内はリン酸化カルシウムによって各カゼイン間が結合し，ミセル表面の κ−カゼイン糖鎖がミセル間の凝集を抑制している．

　このようなミセルの一部は，カルシウムの添加によってミセルのリン酸基間が

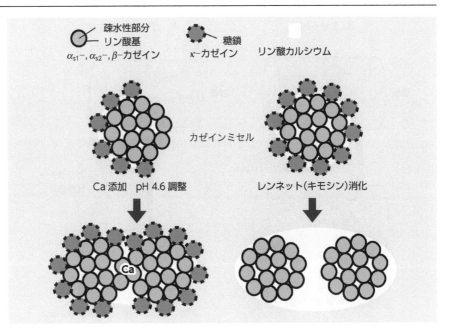

図 3.16　牛乳中のカゼインの凝固

疎水性部分
リン酸基
糖鎖
$\alpha_{s1}-$, $\alpha_{s2}-$, β-カゼイン
κ-カゼイン
リン酸カルシウム

カゼインミセル

Ca 添加　pH 4.6 調整

レンネット（キモシン）消化

Ca

結合し，またカゼインの等電点であるpH 4.6へ調整することでミセルの電気的反発を失って凝集沈殿する．ミセルのκ-カゼイン部位はカルシウムや酸の作用を受けにくいが，レンネット（キモシン）によって分解され，ミセル間反発力が失われることで凝集して凝固する（図3.16）．

(2) 乳清タンパク質　　牛乳からカゼイン除去後に残る液体部分を，乳清（ホエイ）と呼んでおり，牛乳タンパク質の20%を占める．牛乳は人乳に比べると乳清タンパクの割合が少ない．乳清タンパク質には，β-ラクトグロブリン，α-ラクトアルブミン，免疫グロブリン，アルブミン，ラクトフェリンなどが存在する．

　β-ラクトグロブリンは人乳に含まれておらず，これが乳タンパク質アレルゲンの一因にもなっている．乳清タンパク質の約50%を占め，ビタミンA（レチノール）と結合して吸収を促進させる．α-ラクトアルブミンは乳清タンパク質の約20%を占め，乳腺中での乳糖の生合成にかかわっている．人乳に比べて，牛乳中の含量は低い．

　免疫グロブリンは糖タンパク質であり，牛乳中にはIgA，IgE，IgG1，IgG2，IgMが存在する．ラクトフェリンは，鉄を結合するタンパク質であり，α-ラクトアルブミン同様，人乳と比較すると牛乳中の含量は低い．

c. 炭水化物

　牛乳中の炭水化物の大部分は乳糖（ラクトース）である（図3.13参照）．人乳は，哺乳類の中で最も多く乳糖を含むが，炭水化物中の乳糖の割合は牛乳のほうが多い．D-ガラクトースとD-グルコースがβ-1,4 グリコシド結合した乳糖は，摂取後の

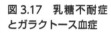

図 3.17 乳糖不耐症
とガラクトース血症

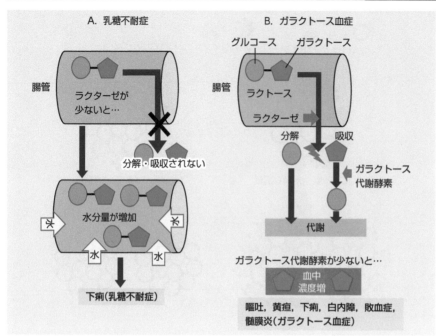

ヒト体内で消化酵素(ラクターゼ)によって構成単糖に分解後,吸収される.

　牛乳摂取後に体調を崩してしまう乳糖不耐症とガラクトース血症は,ともに牛乳中の乳糖が原因物質になっている(図3.17).

　乳糖不耐症では,体内のラクターゼ活性が低いために摂取した乳糖を単糖へ分解できず,腸内に吸収されなかった乳糖量が増加するため,浸透圧が高まり,腸管での水分が増加し,結果として下痢を引き起こす.

　ガラクトース血症では,ガラクトースをグルコースに変換するガラクトース代謝酵素が少ないために生じる.そのような場合,牛乳摂取後の血中ガラクトース濃度が上昇することで,嘔吐,黄疸,下痢,発育異常を生じると報告されている.

　牛乳には乳糖のほかに,微量ながらグルコース,ガラクトース,*N*-アセチルグルコサミンなどの糖質が含まれる.

d. 無機質

　灰分は牛乳中に0.7%の割合で存在し,人乳(0.2%)に比べて多い.カリウム,ナトリウム,塩素はイオンとして存在するのに対し,リンやカルシウムの一部はカゼインミセル中のタンパク質と結合,またはリン酸カルシウムとして存在する.カルシウムは,牛乳中でイオン状でも存在するが,ペプチドに結合したカルシウム(カゼインホスホペプチド,CPP)のほうが吸収性に優れていると考えられている.

e. ビタミン

　脂溶性ビタミンはビタミンEとAの順に多く,人乳に比べると少ない.脂溶性

＊　Pは粘度の単位でポアズ．100分の1でセンチポアズ（cP）．SI単位系ではPa・s（パスカル秒）で1 cP = 0.001 Pa・s.

ビタミンは，牛が青草を飼料とする夏に含有量が増加する傾向がある．水溶性ビタミンは，人乳に比べて少ないが，牛乳にはイノシトール，コリン，ビタミンCなどが多い．

f.　牛乳の物理学的特性

牛乳のpHは6.6±0.1である．それより高いpHだと牛の乳房炎，それより低いpHだと初乳か細菌汚染の可能性がある．牛乳の比重は1.031±0.003であり，これは比重の軽い脂肪（比重0.93）量と，重い無脂固形分のバランスで変動する．牛乳の粘度は，2.0±0.1 cP＊（20℃）である．乳脂固形分が多いと粘度は上昇し，また牛乳の温度が上昇すると粘度は低下する．牛乳の白い色調はカゼインのコロイド粒子と脂肪球が光を反射するためである．そのため，牛乳はカゼイン除去後に白色が退色する．また，牛乳の脂質を凝固させたバターが黄色味を帯びるのは，牛乳のカロテノイドによるものである．

B.　牛乳の利用

飲用乳と乳製品，また，これらを主要原料とする食品は，「乳及び乳製品の成分規格等に関する省令」（乳等省令）によって分類されて定義づけられている．表3.5には乳等省令で定められた飲用乳（山羊などを除く）と乳製品の定義と無脂乳固形分や乳脂肪分などの成分規格を示す．

a.　飲用乳

飲用乳のうち牛乳，特別牛乳，成分調整牛乳，低脂肪牛乳，無脂肪牛乳は生乳のみを原料に製造している．牛乳は，生乳が空気に触れることなく脂肪球の均質化，そして一般家庭などへの流通用に殺菌処理された飲用乳である．成分無調整と表示された牛乳は，製造工程で成分を調整（加えたり除いたり）しておらず，法的な規制はなくメーカーが独自に表示した商品で，多くが「牛乳」に分類される．

特別牛乳は，乳等省令によって特別牛乳搾取処理業の許可を受けた施設で搾取した生乳を処理して製造すること，低温保持殺菌（表3.6，p.86）後は，ただちに10℃以下に冷却し保存すること，と定められている．これは，牧場などの搾乳した場所で直ちに殺菌・容器詰めが可能で，さらに施設の衛生基準や牛乳の成分・菌数をクリアしていることを保健所が認めると，「特別牛乳」として表示・販売できる．全国で特別牛乳を販売している場所は，わずかしかない（2015年現在5か所）．

成分調整牛乳，低脂肪牛乳，無脂肪牛乳は，順番に生乳から成分（脂肪）を除去した量が多い牛乳である．加工乳は，通常より脂肪分を減らした脱脂乳にカルシウムなどを添加した「低脂肪乳」や，クリームやバターを加えて，通常より脂肪分を増やしたもの「濃厚乳」などが流通している．

b.　飲用乳の殺菌方法

生乳には，400万（標準平板培養法で1 mLあたり）ほどの細菌が含まれており，出

表 3.5　「乳及び乳製品の成分規格等に関する省令」で定められている乳および乳製品の定義と規格

	名称	定義	無脂乳固形分または乳固形分（乳脂肪含む）	乳脂肪分	他
乳	生乳	搾取したままの牛の乳			
	牛乳	直接飲用に供する目的またはこれを原料とした食品の製造もしくは加工の用に供する目的で販売する牛の乳	無脂乳固形分 8.0%以上	3.0%以上	
	特別牛乳	牛乳であって特別牛乳として販売するもの	無脂乳固形分 8.5%以上	3.3%以上	
	成分調整牛乳	生乳から乳脂肪分その他の成分の一部を除去したもの	無脂乳固形分 8.0%以上	規定なし	
	低脂肪牛乳	成分調整牛乳であって，乳脂肪分を除去したもののうち，無脂肪牛乳以外のもの	無脂乳固形分 8.0%以上	0.5％以上 1.5%以下	
	無脂肪牛乳	成分調整牛乳であって，ほとんどすべての乳脂肪分を除去したもの	無脂乳固形分 8.0%以上	0.5%未満	
	加工乳	生乳，牛乳もしくは特別牛乳またはこれらを原料として製造した食品を加工したもの（成分調整牛乳，低脂肪牛乳，無脂肪牛乳，発酵乳および乳酸菌飲料を除く）	無脂乳固形分 8.0%以上	規定なし	
乳製品	クリーム	生乳，牛乳または特別牛乳から乳脂肪分以外の成分を除去したもの		18.0%以上	
	バター	生乳，牛乳または特別牛乳から得られた脂肪粒を練圧したもの	無脂乳固形分 3.0%以上	80.0%以上	水分 17.0%以下
	バターオイル	バターまたはクリームからほとんどすべての乳脂肪以外の成分を除去したもの	無脂乳固形分 3.0%以上	99.3%以上	水分 0.5％以下
	ナチュラルチーズ	①乳，バターミルク（バターを製造する際に生じた脂肪粒以外の部分以下同じ），クリームまたはこれらを混合したもののほとんどすべてまたは一部のタンパク質を酵素その他の凝固剤により凝固させた凝乳から乳清の一部を除去したものまたはこれらを熟成したもの	無脂乳固形分 3.0%以上		
		②①に掲げるもののほか，乳などを原料として，タンパク質の凝固作用を含む製造技術を用いて製造したものであって，同号に掲げるものと同様の化学的，物理的および官能的特性を有するもの	無脂乳固形分 3.0%以上		
	プロセスチーズ	ナチュラルチーズを粉砕し，加熱溶融し，乳化したもの	乳脂肪分 40.0%以上		
	濃縮ホエイ	乳を乳酸菌で発酵させ，または乳に酵素若しくは酸を加えてできた乳清を濃縮し，固形状にしたもの	乳固形分 25.0%以上		
	アイスクリーム類	乳またはこれらを原料として製造した食品を加工し，または主要原料としたものを凍結させたものであって，乳固形分 3.0%以上を含むもの（発酵乳を除く）			
	アイスクリーム	アイスクリーム類であってアイスクリームとして販売するもの	乳固形分 15.0%以上	8.0%以上	
	アイスミルク	アイスクリーム類であってアイスミルクとして販売するもの	乳固形分 10.0%以上	3.0%以上	
	ラクトアイス	アイスクリーム類であってラクトアイスとして販売するもの	乳固形分 3.0%以上		
	濃縮乳	生乳，牛乳または特別牛乳を濃縮したもの	乳固形分 25.5%以上	7.0%以上	
	脱脂濃縮乳	生乳，牛乳または特別牛乳から乳脂肪分を除去したものを濃縮したもの	無脂乳固形分 18.5%以上		

表 3.5 つづき

	名称	定義	無脂乳固形分または乳固形分（乳脂肪含む）	乳脂肪分	他
乳製品	無糖練乳	濃縮乳であって直接飲用に供する目的で販売するもの	乳固形分 25.0%以上	7.5%以上	水分 27.0%以下
	無糖脱脂練乳	脱脂濃縮乳であって直接飲用に供する目的で販売するもの	無脂乳固形分 18.5%以上		水分 29.0%以下
	加糖練乳	生乳，牛乳または特別牛乳にしょ糖を加えて濃縮したもの	乳固形分 28.0%以上	8.0%以上	水分 27.0%以下
	加糖脱脂練乳	生乳，牛乳または特別牛乳の乳脂肪分を除去したものにしょ糖を加えて濃縮したもの	乳固形分 25.0%以上		水分 29.0%以下 糖分（乳糖を含む）58.0%以下
	全粉乳	この省令において「全粉乳」とは，生乳，牛乳または特別牛乳からほとんどすべての水分を除去し，粉末状にしたもの	乳固形分 95.0%以上	25.0%以上	水分 5.0%以下
	脱脂粉乳	生乳，牛乳または特別牛乳の乳脂肪分を除去したものからほとんどすべての水分を除去し，粉末状にしたもの	乳固形分 95.0%以上		水分 5.0%以下
	クリームパウダー	生乳，牛乳または特別牛乳の乳脂肪分以外の成分を除去したものからほとんどすべての水分を除去し，粉末状にしたもの	乳固形分 95.0%以上	50.0%以上	水分 5.0%以下
	ホエイパウダー	乳を乳酸菌で発酵させ，または乳に酵素もしくは酸を加えてできた乳清からほとんどすべての水分を除去し，粉末状にしたもの	乳固形分 95.0%以上		水分 5.0%以下
	タンパク質濃縮ホエイパウダー	乳を乳酸菌で発酵させ，または乳に酵素もしくは酸を加えてできた乳清の乳糖を除去したものからほとんどすべての水分を除去し，粉末状にしたもの	乳固形分 95.0%以上		水分 5.0%以下 乳タンパク量 15.0%以上 80.0%以下
	バターミルクパウダー	バターミルクからほとんどすべての水分を除去し，粉末状にしたもの	乳固形分 95.0%以上		水分 5.0%以下
	加糖粉乳	生乳，牛乳または特別牛乳にしょ糖を加えてほとんどすべての水分を除去し，粉末状にしたものまたは全粉乳にしょ糖を加えたもの	乳固形分 70.0%以上	18.0%以上	水分 5.0%以下
	調製粉乳	生乳，牛乳もしくは特別牛乳またはこれらを原料として製造した食品を加工し，または主要原料とし，これに乳幼児に必要な栄養素を加え粉末状にしたもの	乳固形分 50.0%以上		水分 5.0%以下
	発酵乳	乳またはこれと同等以上の無脂乳固形分を含む乳等を乳酸菌または酵母で発酵させ，糊状または液状にしたものまたはこれらを凍結したもの	無脂乳固形分 8.0%以上		乳酸菌数または酵母数 1,000 万以上（1 mL あたり）
	乳酸菌飲料	乳などを乳酸菌または酵母で発酵させたものを加工し，または主要原料とした飲料（発酵乳を除く）	無脂乳固形分 3.0%以上		乳酸菌数または酵母数 1000 万以上（1 mL あたり）
			無脂乳固形分 3.0%未満		乳酸菌数または酵母数 100 万以上（1 mL あたり）
	乳飲料	生乳，牛乳もしくは特別牛乳またはこれらを原料として製造した食品を主要原料とした飲料	無脂乳固形分 3.0%以上		

殺菌方法	殺菌温度	時間	殺菌内容
低温保持殺菌 (LTLT)	63〜65℃	30分	低温殺菌
連続式低温殺菌 (LTLT)	65〜68℃	30分	
高温保持殺菌 (HTLT)	75℃以上	15分以上	高温殺菌
高温短時間殺菌 (HTST)	72℃以上	15秒以上	
超高温瞬間殺菌 (UHT)	120〜150℃	1〜3秒	超高温殺菌

表3.6　牛乳の殺菌法
LTLT：low temperature long time，HTLT：high temperature long time，HTST：high temperature short time，UHT：ultla high temperature

荷可能な牛乳にするためには，「殺菌」処理を通して細菌数5万以下（特別牛乳の場合は3万以下）にする必要がある．殺菌方法は表3.6に示す．殺菌内容としては，低温・高温・超高温の3つに大別される．低温保持殺菌（LTLT）法は，熱の影響が少ないため，他の殺菌法に比べて乳本来の風味を保った牛乳の製造が可能だが，長時間処理であるため非効率的である．現在生産量の90％近くが超高温瞬間殺菌（UHT）法によって殺菌されている．また，常温でも長期間保存が可能なLL（ロングライフ）牛乳が生産されている．これは，牛乳をUHT法で殺菌後に，通常の容器（内と外側のポリエチレンコートが挟み込む3層構造）よりも気体透過性のない（通常の3層構造にアルミ箔を加えた4層構造）容器に無菌的に充填した牛乳である．

c.　乳製品

　乳等省令で定義される乳製品の成分規格などは表3.5で，生乳からの製造工程の概略は図3.18（p.87）のとおりである．

(1) **クリーム**　　牛乳は，遠心分離（回転による遠心力を利用）によって，**クリーム**と脱脂乳に分けることができる．脱脂乳と乳脂肪の比重差は，30〜60℃で大きくなるため，この温度帯で遠心分離すると分離効率が上がる．表3.5の規格のとおり，本来クリームは乳脂肪のみを脂肪源としたもの（純乳脂乳主原）であるが，乳脂肪の一部をより安価な植物性油に置き換えた（混合脂肪乳主原：コンパウンドクリーム）クリーム，または全て植物性油に置き換えた（脂肪分純植物性脂肪乳主原）クリームが流通している．コンパウンドクリームは，乳等省令では「乳等を主要原料とする食品」に該当する．

(2) **バター**　　バターは，クリームを10℃付近で一定時間放置（エイジング）後，低温下で激しく撹拌（チャーニング）させることで製造される．エイジングは乳脂肪を結晶化させ，チャーニングは脂肪球皮膜を破壊させて脂肪球同士を融合（O/W型→W/O型に転換）させるため，バター製造において重要な過程である．製造の最終段階として，チャーニング後の乳脂肪粒子をさらに引き締まった均一な油中水滴型の組織にするために，「ワーキング」とも呼ばれる練圧（練って固める）を行う．

　製造過程で食塩を添加したものは，有塩バターと称し一般的に多く流通・使用されている．それに対し，食塩無添加のものは無塩バターと呼び，製パン・製菓用に使用されることが多い．バターの代用品として，植物性油脂に粉乳や発酵乳，

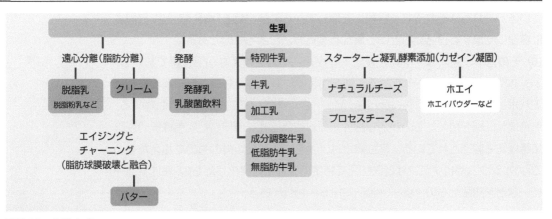

図 3.18　生乳からの飲用乳と乳製品の製造工程

食塩，ビタミン類などを加えて乳化（エマルション）し水素添加によって硬化させた**マーガリン**が製造されている．これらの多くは，規格範囲量の乳成分を含んでいないため乳製品には該当しない．

(3) チーズ　チーズはタンパク質の項目で説明したとおり，**カゼイン**を凝固製造したものであるが，含まれる脂肪含量などが完成品の風味を左右するため，細かな操作を要する．最初の製造手順として，原料乳に乳酸菌や**ペニシリウム**などの「スターター」と呼ばれる菌を加える．スターターは，乳糖を分解して乳酸を作り凝乳酵素の働きを助け，乳清（ホエイ）を排出しやすくし，特有の味や香りなどを作り出すタンパク質や脂質分解を促す役割があるといわれている．続けて，レンネット添加によって，**カード**（カゼイン凝固物）を生成させる．カードを圧搾し，熟成などを行うことで**ナチュラルチーズ**が製造される．**プロセスチーズ**は，数種類のナチュラルチーズを原料として加熱を行い再成型したチーズである．

(4) アイスクリーム類　アイスクリーム類は，乳製品を原料として安定剤や乳化剤を加えて凍結させたものであり，その成分割合によってアイスクリーム，アイスミルク，ラクトアイスに分けられる（表3.5）．アイスクリームやアイスミルクは，濃縮乳や生乳をベースに生クリームを混合し，ラクトアイスはアイスクリームの風味を出すため植物系油脂を混合するなどして脂肪分を補った製品が多い．

(5) 発酵乳や乳酸菌飲料　乳酸菌または酵母を加えて，牛乳を発酵させた製品として発酵乳や乳酸菌飲料などがある．牛乳に添加された乳酸菌は，菌がもつラクターゼによって乳糖をグルコースとガラクトースへと分解し，これらを基に乳酸を生成する．そのため，発酵前に比べて発酵後の乳糖は20 〜 30%減少する．乳酸の増加にともない，牛乳中のpHがカゼインの等電点であるpH 4.6に近づくと，タンパク質の凝固によって脂肪球や乳清タンパク質を包み込んだ半固形状のゲルを形成する．これが一般的に**ヨーグルト**と称される製品である．ある程度の半固形状を維持している「ヨーグルト」と，液状の「飲むヨーグルト」が製造され

ている．これらはそれぞれ，容器に充填してから発酵させる「後発酵」と，発酵後に容器に充填する「前発酵」という異なる製造方法によるものである．

(6) その他　練乳は，牛乳を減圧下で65〜70℃を越えない温度帯で加熱し，2〜2.5倍に濃縮したものである．糖を加えずに製造したものを無糖練乳またはエバポレーテッドミルク(evaporated milk)，これを略してエバミルクとも称する．無糖練乳に糖を加えたものが加糖練乳，原料に無脂乳を使用した脱脂練乳や脱脂加糖練乳も製造されている．**乳飲料**とは，生乳に乳製品以外のものを加えたもので，カルシウムやビタミンなどを加えて特定の栄養素を強化したもの，果汁やコーヒーなどを加えたもの(フルーツ牛乳，コーヒー牛乳)がある．

問題　牛乳に関する記述である．正しいのはどれか．1つ選べ．
　　　　　[第28回管理栄養士国家試験 2014年問題53]
(1) 含有する炭水化物は，マルトースである．
(2) 人乳よりも，カゼイン含量が少ない．
(3) LL牛乳は，低温殺菌法で製造される．
(4) 酸の添加によって，カゼインが凝固する．
(5) 乳清たんぱく質の約半分は，ラクトフェリンである．

3.3 | 卵類

　1，2世紀ころの古代ローマの宴会は，卵料理に始まり，その際の卵の料理法は20通りにも及んだという．江戸時代に出版された「本朝食鑑」(1695年)にはゆで卵や卵焼きなどが記載されており，わが国で最初に卵が食された記録として残っている．日本人の卵好きは世界でもトップクラスであり，1人あたりの消費量は年間300個を超えている．ここでは，特にことわらないかぎり，卵とは鶏卵をさす．

A. 産卵生理

a. 卵胞の成長（卵黄の形成）

　鶏の卵巣には，多数の白色卵胞がある(図3.19)．産卵開始*約2週間前になると，卵胞に黄色色素を含む卵黄成分の蓄積が始まり，黄色卵胞として急速に大きく成長する．卵黄成分(後述)は，肝臓で合成されて血流により卵巣へ運ばれてくるが，肝臓で前駆体が生産されるためには**エストロゲン**(卵胞ホルモン)の刺激が不可欠で

＊　産卵開始時期は品種，個体，環境により異なる．わが国で多く見られる白色レグホン種では，一般に20〜22週齢で開始する．

図 3.19　産卵鶏の卵巣と卵管

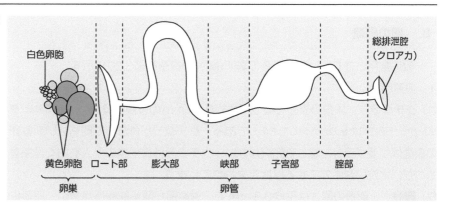

白色卵胞

総排泄腔（クロアカ）

黄色卵胞　ロート部　膨大部　峡部　子宮部　腟部

卵巣　　　　　　　　　　　　卵管

表 3.7　鶏卵管各部位の長さ，卵形成における役割および滞留時間

卵管部位	長さ（cm）	卵形成における役割	卵滞留時間
ロート部	11	卵黄膜外層形成	15 〜 25 分
膨大部	34	卵白構成物質合成・分泌	3 〜 3.5 時間
峡部	11	卵殻膜形成	1.25 〜 1.5 時間
子宮部	10	水およびイオンの卵白への移行（卵白完成），卵殻形成	18 〜 22 時間
腟部	7	粘液分泌	1 〜 3 分
合計	70 〜 75		24 〜 27 時間

ある．エストロゲンは，脳下垂体前葉から分泌される性腺刺激ホルモンによって刺激された卵胞でつくられる．卵胞の急成長が開始されてから卵管へ排卵されるまでの日数は，産卵鶏の個体により異なるが，同一個体ではほぼ 7 〜 12 日で，9 日のものが最も多い．

b.　卵形成

卵巣から排卵された卵黄は，卵管内を移動する過程で，卵黄のまわりに順次，卵白，卵殻膜，卵殻が形成され，その後放卵される．この一連の過程を卵形成という．表 3.7 に白色レグホン種の卵管各部位の長さ，卵形成における役割と滞留時間を示す．

卵管内の環境

卵管内において，膨大部（分泌液）の pH は 6.4 であるが，放卵時は 7.6 となる．貯蔵中に pH は上昇し，最高で 9.7 に達する．放卵後の卵白の pH 上昇は，外部環境中の二酸化炭素分圧の低下に伴い，卵から二酸化炭素が気孔を通じて散逸することによる．一方，放卵時の卵黄の pH は一般的に 6.0 であるが，貯蔵中に 6.5 前後にまで上昇する．ところで，鶏の尿管，大腸，卵管は総排泄腔（クロアカ）で 1 つにつながっている．つまり，尿も糞も卵もすべて同じところから出てくるのである．

B. 卵の構造

一般に食用とされている未受精の鶏卵(殻付)の構造を図3.20に示す.

a. 卵殻部

(1) クチクラ　卵殻の表面を覆う厚さ約0.01 mmの被膜物質(放卵直前に卵管(腟部)から分泌された粘液が固着したもの)である. **クチクラ**が付着して間もない新鮮卵の表面はザラザラした感じで光沢がない. クチクラは微生物の侵入を防ぐ役割をもつが, 水洗いや手でこする程度で失われてしまう.

(2) 卵殻　卵殻の厚さは平均0.3 mmで, 鋭端部が厚く鈍端部が薄い. 卵殻には多数(7,500 〜 17,000/ 個)の気孔(直径0.01 〜 0.03mm)が存在する. 気孔を通して胚の呼吸に必要な酸素を取り入れ, 卵の内部で発生した二酸化炭素を放出するとともに, 水分の調整作用も行う.

(3) 卵殻膜　卵殻膜は厚さ約0.07 mmで, 内外の2層からなり, 鈍端部では内膜, 外膜の間に気室が存在する. この空気の部屋は, 放卵後, 徐々に卵内の水分が蒸発し, 内容物の体積が減少してゆくことにより, 気孔から空気が侵入してつくられる. 古い卵ほど気室は大きい. この大きさは, 透光検査で見ることができ, 鮮度の指標となる.

b. 卵白部

卵白部は, 粘度の高いゲルである濃厚卵白と粘度の低い内・外水様卵白の3層に分けられ, 卵黄の両端からねじれたひも状のカラザが濃厚卵白中に伸びている. カラザのねじれ構造は, 卵管中で卵白成分が分泌されるとき, 卵黄が回転することから形成される. 卵の鋭端に向かうカラザは2本のひもが左巻きに, 一方鈍端に向かうものは1本右巻きにねじれている. カラザは卵が転がっても常に胚が上向きになるように, また, 卵黄が卵の中央に位置するように調節する働きをしている. このことから, 生卵を転がしても内部に抵抗力が生じてすぐに止まる. 一方, ゆで卵は内部が固まっているのでよく転がる. したがって, 転がすだけで,

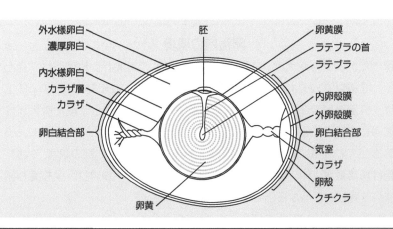

図 3.20　鶏卵の構造

外水様卵白
濃厚卵白
内水様卵白
カラザ層
カラザ
卵白結合部
胚
卵黄
卵黄膜
ラテブラの首
ラテブラ
内卵殻膜
外卵殻膜
卵白結合部
気室
カラザ
卵殻
クチクラ

生卵かゆで卵かを判別できる.

　ゆで卵の殻は，新鮮卵より何日かおいた卵のほうがむきやすい.　新鮮な卵には二酸化炭素（卵白中に約55 mg/個）が多く含まれており，ゆでると溶存二酸化炭素が急速に気化して内圧が高まり，卵白と卵殻膜が卵殻にくっついてしまう.　上記のように，産まれてから日を追うごとに，自然に二酸化炭素が抜けてゆくので，古い卵ほど殻がむきやすくなるのである.

c.　卵黄部

　厚さ約0.15 mmの卵黄膜に包まれた卵黄の中心部にはラテブラ（白色珠心）が存在し，ここから細い管で卵黄の表面中央にある胚盤（直径2〜3 mm）につながっている.　ラテブラは加熱しても完全には凝固しない.　卵黄は黄色卵黄と白色卵黄が交互に同心円状の層を形成している.

C.　卵の成分

a.　一般組成

　正常な卵の一般組成を表3.8に示す.　卵殻を除いた生卵の内容物のエネルギーは100 gあたり約142 kcalである.　表3.9に示すように，卵にはほとんどすべての無機質およびビタミン類が豊富に含まれている.　ただし，ビタミンCだけは存在しない（鶏は体内で合成できる）.

b.　卵殻

　殻付卵全体の10〜14%を卵殻が占める.　ほとんど無機質からなり，その主要組成は炭酸カルシウム96.4%，炭酸マグネシウム1.5%およびリン酸カルシウム0.2%である.　クチクラ成分の90%は糖タンパク質である.　卵殻は，食品用の品質改良剤および強化剤として，めん類，ソーセージおよびケーキに利用されている.　卵には白玉および赤（褐色）玉とがある.　この色の違いは，卵殻（クチクラを含む）中のプロトポルフィンという蛍光色素の沈着量の違いによるもので，赤玉ではこの色素含量が多い.　卵殻の色は鶏の品種によって決定され，栄養価は両者間で特に差はない.　特例として，青玉を産むアローカナ種という鶏が存在し，世界で唯一青色卵殻遺伝子（実際は薄緑色）をもつ.　この青色はオアシアンという胆汁色素によるものである.

表3.8　卵の一般成分
（可食部100 gあたりの量）
＊1　アミノ酸組成によるタンパク質，＊2　脂肪酸のトリアシルグリセロール当量，＊3　差引き法による利用可能炭水化物
注：Trは微量含まれていることを示す.
［資料：文部科学省，日本食品標準成分表2020年版（八訂）］

食品名	エネルギー (kcal)	水分 (g)	タンパク質[*1] (g)	脂質[*2] (g)	炭水化物[*3] (g)	灰分 (g)	コレステロール (mg)	廃棄率 (%)
全卵	142	75.0	11.3	9.3	3.4	1.0	370	13
卵黄	336	49.6	13.8	28.2	4.2	1.7	1200	0
卵白	44	88.3	9.5	0	1.7	0.7	1	0

食品名	ナトリウム (mg)	カリウム (mg)	カルシウム (mg)	マグネシウム (mg)	リン (mg)	鉄 (mg)	亜鉛 (mg)	銅 (mg)	マンガン (mg)	ヨウ素 (μg)	セレン (μg)	クロム (μg)	モリブデン (μg)	A レチノール (μg)	A カロテン α (μg)	A カロテン β (μg)	A β-クリプトキサンチン (μg)
全卵	140	130	46	10	170	1.5	1.1	0.05	0.02	33	24	0	4	210	Tr	1	12
卵黄	53	100	149	11	540	4.8	3.1	0.13	0.08	110	47	0	12	690	2	2	41
卵白	180	140	5	10	11	Tr	Tr	0.02	0	2	15	0	2	0	0	0	0

食品名	A β-カロテン当量 (μg)	A レチノール活性当量 (μg)	D (μg)	E トコフェロール α (mg)	E β (mg)	E γ (mg)	E δ (mg)	K (μg)	B₁ (mg)	B₂ (mg)	ナイアシン (mg)	B₆ (mg)	B₁₂ (μg)	葉酸 (μg)	パントテン酸 (mg)	ビオチン (μg)	ビタミンC (mg)
全卵	7	210	3.8	1.3	0	0.5	0	12	0.06	0.37	0.1	0.09	1.1	49	1.16	24.0	0
卵黄	24	690	12.0	4.5	Tr	1.6	Tr	39	0.21	0.45	0.1	0.31	3.5	150	3.60	65.0	0
卵白	0	0	0	0	0	0	0	1	0	0.35	0.1				0.13	6.7	0

表 3.9 卵の無機質およびビタミン（可食部 100 g あたりの量）

注：Tr は微量含まれていることを示す.

[資料：文部科学省, 日本食品標準成分表 2020 年版（八訂）]

c. 卵白

(1) タンパク質　卵白には10種類以上のタンパク質が存在する. それらの性質を表3.10にまとめた. **リゾチーム**は殺菌力をもつ酵素であり, 消炎, 組織修復および止血などの目的で医薬品に使用されている. アビジンは糖タンパク質の一種で, アビジンと結合したビオチンは不溶性になり, ビオチンの腸管からの吸収が阻害される. アビジンにはリポソーム（脂質膜）に抗がん剤を接着させる力があり, がんの患部だけを治療する一手段として医学界で注目されている.

(2) 脂質　新鮮卵卵白の脂質含量は, ごくわずかではあるが約0.010 ～ 0.015%存在する.

(3) におい成分　卵白の生臭さの原因物質は, メチルアミン, エチルアミンなどのアミン類であると考えられている. なお, 全卵を加熱した場合に生じるにおい成分にはジメチルジスルフィドなどの硫黄化合物が多い.

d. 卵黄

(1) 卵黄タンパク質　表3.11に示すように, 卵黄には5種類のタンパク質が存在する. 大部分はリポタンパク質であり, 低密度リポタンパク質（LDL）が65%を占める.

表 3.10　卵白タンパク質の組成と生物学的機能

タンパク質	組成（%）	分子量	生物学的機能
オボアルブミン	54	45,000	リンタンパク質
オボトランスフェリン	12 ～ 13	77,700	鉄結合性，抗微生物作用
オボムコイド	11	28,000	トリプシンインヒビター
オボムチン	1.5 ～ 3.5	$0.2 \sim 8.3 \times 10^6$	粘稠性，ウイルスによる赤血球凝集阻止作用
リゾチーム	3.4 ～ 3.5	14,300	細菌細胞壁の溶菌性
オボグロブリン G2	4.0	36,000	卵白の泡立ちの要因，卵殻・膜の保護作用
オボグロブリン G3	4.0	45,000	
オボインヒビター	0.1 ～ 1.5	49,000	セリンプロテアーゼインヒビター
オボグリコプロテイン	0.5 ～ 1.0	24,400	?
オボフラボプロテイン	0.8	32,000	リボフラビン結合性
オボマクログロブリン	0.5	$7.6 \sim 9.0 \times 10^5$	プロテアーゼインヒビター
シスタチン	0.05	12,700	チオールプロテアーゼインヒビター
アビジン	0.05	68,300	ビオチン結合性

表 3.11　卵黄タンパク質の組成と性質

	組成（%）	分子量	性質
低密度リポタンパク質（LDL）	65.0	$3.3 \sim 10.3 \times 10^6$	90%の脂質を含む
高密度リポタンパク質（リポビテリン）	16.0	4.0×10^5	約 20%の脂質を含む
リベチン	10.0	$4.5 \sim 15.0 \times 10^4$	卵黄中の酵素のほとんどが含まれる
ホスビチン	4.0	35,500	約 10%のリンを含み，種々の金属と結合する
リボフラビン結合タンパク質	0.4	36,000	リボフラビンと結合
その他	4.6	−	

(2) 卵黄脂質　卵黄脂質は，65%のトリアシルグリセロールと28.3%のリン脂質を主成分とし，さらに5.2%のコレステロール，1%のコレステロールエステルと微量のカロテノイドを含んでいる．リン脂質にはホスファチジルコリン（レシチン）が70%，ホスファチジルエタノールアミンは24%含まれている．ホスファチジルコリンは血中コレステロールの増加を抑える働きがある．卵のコレステロール含量は比較的高いが，健康な成人が毎日5～6個食べても血中コレステロール値はほとんど変化しないことが多数報告されている．

　卵黄脂質中の脂肪酸はオレイン酸およびリノール酸などの不飽和脂肪酸が多い．卵1個あたりの卵黄（17 g）中に含まれる飽和脂肪酸，不飽和脂肪酸，コレステロール含量は，それぞれ1.57 g，2.95 g，0.24 gである．産卵率の高い鶏は，1日に約6 gの脂質を卵に分泌している．コレステロールの一部は飼料由来のものであるが，鶏の体内で合成されたものも含まれている．

(3) 卵黄の色　卵黄に含まれる脂溶性カロテノイドは卵黄の色素を形成する重要な成分で，卵黄 1個あたり，ルテインは0.2 mg，ゼアキサンチン0.1 mg，ク

リプトキサンチン28 μgおよびβ-カロテンは3 μg含まれている．これらカロテノイドは鶏の体内で合成できないので，卵黄の色は飼料に由来する．脂溶性の色素を鶏に与えることで，卵黄を好みの色に染めることができる．緑素，アルファルファ（マメ科の牧草），あるいはトウモロコシは卵黄の黄色を濃くし，食用キノコあるいはパプリカなどは卵黄を赤くする．一般に卵黄の色が濃いものが好まれているが，卵黄の色は栄養価に直接関係はない．

e. 栄養強化卵

　卵黄脂質の構成脂肪酸，脂溶性ビタミンおよび無機質などは，鶏の飼料から鶏卵へ移行することから，これら成分を強化した卵の開発が進められている．現在，ヨウ素，ビタミン A，D，E，リノール酸，α-リノレン酸，ドコサヘキサエン酸（DHA），イコサペンタエン酸(IPA)あるいは鉄分などを強化した栄養強化卵が市販されている．また，殻越しから水溶性ビタミンなどを取り込ませる技術が開発されている．この技術は，栄養素を溶かした液体に生卵やゆで卵を浸け，微弱電流を流すことで，栄養素を卵中に浸透させる（静電誘導の原理）というものである．

D. 卵の調理加工特性

　卵には乳化性，熱凝固性（結着性）および泡立ち性などの機能特性があり，種々の調理，ならびにマヨネーズ，ケーキ類などの食品に広く利用されている．

a. 乳化性

　液体中に別の液体が微細な粒子状に分散している系をエマルションという．液卵黄や液全卵を使った，典型的なエマルション食品としてマヨネーズ，サラダドレッシング，アイスクリームがある．卵黄の乳化力の主体は卵黄中のリポタンパク質で，これにホスファチジルコリンすなわちレシチンが加わる．卵白の乳化力は卵黄に比べて低い．卵黄レシチンの乳化特性を利用した人工血液の研究が進められている．さらにレシチンの1成分であるコリンは，アセチルCoAと反応し，生合成された神経伝達物質であるアセチルコリンが，記憶力や学習力を高めるとの研究報告がある．

b. 熱凝固性および結着性

　卵白は約57℃から粘度を増し，58℃で白濁状態，62℃以上でゲル状となり，80℃で流動性を失い，完全に固化する．一方，卵黄は65℃からゲル化が始まり，70℃で固化する．この温度差を利用し，65 〜 70℃の湯の中で約20分保つと，いわゆる「温泉たまご」（卵白は半熟，卵黄は硬い半熟）ができる．卵の固化は加圧（静水圧）によっても起こる．すなわち，超高圧 6,200気圧で卵白を，4,000気圧で卵黄をそれぞれ固めることができる．ゆで卵に比べ，この「加圧卵」は卵黄がモチモチしており，ゆで卵特有の硫黄臭がまったくない．

　卵白タンパク質（主としてオボアルブミン）の加熱変性は，ハム，ソーセージ，か

まぼこ，はんぺんなどの結着剤および弾力補強剤として利用されている.

c. 泡立ち性（起泡性と気泡安定性）

卵白を激しく撹拌することにより，卵白中に気泡が分散されて安定した泡を形成する（メレンゲという）. これには主として卵白タンパク質のオボムチンが強く関与している. 泡立てた卵白は，メレンゲ以外に，ゲル化材料を加えた淡雪かんやマシュマロに，さらに小麦粉を加えてケーキ類に広く利用されている.

問題 卵についての記述である. 誤りはどれか.
　　　　[平成 27 年度栄養士実力認定試験第 12 回問題 32]
(1) 卵白のたんぱく質は，約 70%がアルブミンである.
(2) 卵の乳化性に関与するのは，卵黄リポたんぱく質である.
(3) 卵白は，卵黄よりアレルギーを起こしやすい.
(4) 卵が古くなると，卵白の pH は上昇する.
(5) 卵白が完全に凝固する温度は，卵黄より低い.

3.4 魚介類

A. 魚介類の筋肉構造

a. 魚類の筋組織

魚類のエラ，アゴ，胸ビレなどを動かす筋肉は，哺乳動物の骨格筋と類似した紡錘筋である. しかし，通常魚肉として利用する部位は脊椎骨のまわりに発達した体側筋である. 魚体を輪切りにしてみると，図 3.21 に示すように体側筋は，脊椎骨を軸として上下方向に伸びる垂直隔膜によって二分され，また，水平方向に伸びる水平隔膜によって背腹部に二分される. また，体側筋は，脊椎骨に沿って，いくつかの筋節からなり，筋隔膜と呼ばれる薄い膜で互いに接合されている.

哺乳動物の骨格筋では，収縮速度の異なる赤筋と白筋がモザイク状に分布するが，魚肉では赤筋，白筋はそれぞれ血合筋（血合肉）と普通筋（普通肉）とに分かれて分布している. 血合筋は，体表近くで見られる表層血合筋（マサバなどの青魚）と深部まで発達した深部血合筋（カツオ，マグロ類）がある.

b. 筋線維と筋原線維

体側筋の各筋節は線維状の多数の筋細胞からなる. 筋細胞は多核細胞で，筋線維とも呼ばれる. 個々の筋細胞は筋内膜に囲まれており，さらに数本の筋細胞が

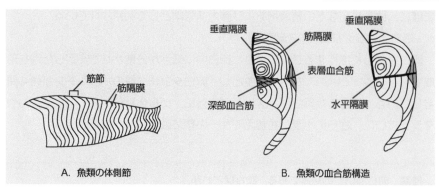

図 3.21　魚類の筋組織

垂直隔膜　筋隔膜
垂直隔膜

筋節　筋隔膜

表層血合筋

深部血合筋　水平隔膜

A. 魚類の体側筋　　　　　　　　　　　　　　　B. 魚類の血合筋構造

筋周膜により束ねられ筋束を形成する．結合組織に分類される筋周膜，筋内膜，筋隔膜の発達程度は魚種により異なり，一般にこれら結合組織の密度が小さく，薄い筋肉はやわらかい傾向にある(3.1節を参照)．

　筋線維（筋細胞）を電子顕微鏡で観察すると，哺乳動物と同様，**ミオシンフィラメント**（太い線維）と**アクチンフィラメント**（細い線維）から構成される筋原線維（直径1～2μm，長さ5～20μm）が見られる（図3.3参照）．筋原線維は**Z線**（実体はアクチンフィラメントを支えている場所であり，α-アクチニンがその構成成分）で仕切られている．隣りあった Z線間を**サルコメア**といい，筋原線維の形態的および筋収縮の基本単位である．アクチンフィラメント上には筋収縮を制御するトロポニン，トロポミオシンが存在している．一方，ミオシンフィラメントの中央には**M線**という構造が見られる．M線はミオシン分子の束を支える場所である．

c. 無脊椎動物の筋肉の構造

　軟体動物イカ・タコの外套膜（いわゆる胴の部分）の筋肉は，放射状筋と環状筋と呼ばれる2つの筋組織が互いに直角に交差し，重なり合った構造をしている．これら筋組織の筋原線維では，サルコメアの位相が少しずつずれているため，斜紋筋と呼ばれる独特の構造をしている（成書の水産加工食品を参照）．貝類の貝柱（閉殻筋）の透明部は横紋筋または斜紋筋であるが，不透明部は平滑筋である．二枚貝の平滑筋は，殻をこじ開けようとするとき，あるいはこじ開けてからひき伸ばそうとするとき，強い抵抗力を示す．この収縮維持状態をキャッチ状態と呼び，動物骨格筋と異なり，ほとんどエネルギー（ATP）を消費しない．カニやエビなどの節足動物・甲殻類の筋肉は横紋筋であるが，筋細胞をとりまく結合組織が魚類に比べあまり発達していない．

B.　魚介類の成分の特徴

a. タンパク質

　魚類の筋肉タンパク質は，筋原線維タンパク質（アクチン，ミオシンなど，全タンパク質の60～70%），筋漿タンパク質（20～30%），筋基質タンパク質（結合組織タンパ

ク質，2〜10％）の3つに大別される．

　筋原線維タンパク質は，かまぼこなどの魚肉練り製品の製造に役立っている．魚肉を食塩の存在下ですりつぶすと，アクチンとミオシンが結合して**アクトミオシン**となり，粘度の高いゾル状のすり身ができる．これを加熱すると，タンパク質の分子間に網目構造が形成され，ゲル化する．

　筋漿タンパク質は，筋細胞の細胞質に分布する多くの水溶性タンパク質で，解糖系酵素，パルブアルブミン（Ca結合タンパク質），および色素タンパク質（ミオグロビン）が主成分である．

　筋基質タンパク質は**コラーゲン**やエラスチンなどの結合組織タンパク質をいう．主成分であるコラーゲンは数種類の分子種が知られている．魚肉中のコラーゲンにはⅠとⅤ型の存在が確認されており，それぞれ筋隔膜と筋内膜の主成分である．魚種によって結合組織量はかなり差があり，コラーゲン含量が少ない魚種ほど肉質（生肉）はやわらかい（図3.22）．コラーゲン含量の多いウナギなどは，加熱すれば，棒状分子のコラーゲンが球状の**ゼラチン**に変性し，やわらかい食感となる．ゼラチンが冷えて固まったものが「にこごり」である．一方，甲殻類のコラーゲンは加熱による軟化が生じにくく，加熱後も結合組織の強度がある程度維持されている．

　表3.12に示すように魚肉タンパク質は，不可欠（必須）アミノ酸を多く含んでいるので，アミノ酸価はほぼ100，生物価もほぼ80以上の良質なタンパク質である．近年，種々の食品タンパク質の酵素分解物（ペプチド）に有益な生理活性が認められている．魚介類タンパク質由来ではかつお節，イワシ肉の分解物であるペプチドに血圧降下作用が見いだされている．また，ゼラチンの酵素分解物である**コラーゲンペプチド**は，最近美容などを目的としたサプリメントとしてかなりの量が流

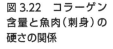

図 3.22　コラーゲン含量と魚肉（刺身）の硬さの関係

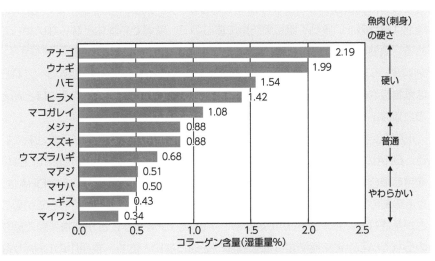

不可欠（必須）アミノ酸	マダイ	マイワシ	マサバ	クロマグロ（赤身）	評点パターン＊
イソロイシン	50	47	47	46	31
ロイシン	82	80	77	76	63
リシン	97	91	89	88	52
メチオニン＋シスチン	43	39	44	39	26
フェニルアラニン＋チロシン	77	77	76	71	46
トレオニン	50	49	50	47	27
トリプトファン	11	11	11	11	7.4
バリン	55	54	55	51	42
ヒスチジン	27	52	63	94	18
アミノ酸価	100	100	100	100	

通している．コラーゲンペプチドを摂取しても，消化吸収過程でアミノ酸に分解されると考えられていたが，最近コラーゲンペプチドの摂取により，線維芽細胞の増殖促進効果をもつジペプチド（プロリルヒドロキシプロリン）が血液中に吸収されることが明らかとなっている．またプラセボを用いたヒト試験でも皮膚の弾力の上昇などの結果が報告されている．

b.　脂質

　魚介類の脂肪含量は，魚種，部位，また，養殖物か天然物かによって異なるが，季節，性成熟によっても変動する（図3.23）．一般に脂の乗ったほうが美味であるため魚種によりいわゆる「旬」が存在する．また，魚によって脂肪の貯蔵部位が異なる．サバ・イワシ類は皮下に，タラ類，ニベ類，サメ類は肝臓に脂肪を蓄積する．垂直移動を行う魚種は，浮力を得るために浮き袋（空気）を利用することができないため，筋肉中に脂質を蓄積して浮力を得ている．

　表3.13に魚肉脂肪の脂肪酸組成と畜肉および植物油との比較を示す．畜肉を生で食べた場合はろうのような食感となるが，魚肉は食べやすい．その理由は，魚油は融点の低い多価不飽和脂肪酸に富むので，常温でも固体とならないからである．魚油の大きな特徴は，n－3系の多価不飽和脂肪酸であるIPA（イコサペンタエン酸，C20：5），DHA（ドコサヘキサエン酸，C22：6）を含むことである．これらは動物脂や植物性油にはわずかしか含まれない．しかし，意外なことにほとんどの魚類はα-リノレン酸からIPA，DHAを合成できない．

　IPAは疫学調査により抗血栓および抗動脈硬化作用があることが示唆されている．DHAの摂取により血中の中性脂肪濃度が低下することが見いだされ，DHAを含む魚肉ソーセージが，特定保健用食品の認可を受けている．またDHAは，ヒトの脳の細胞膜中のリン脂質に多く含まれ，細胞膜の流動性に関与していることが示されている．DHAが不足すると学習能力が落ちることが動物実験で確かめられている．従来脂肪酸は血液脳関門を通らないとされ，食品中のDHAがな

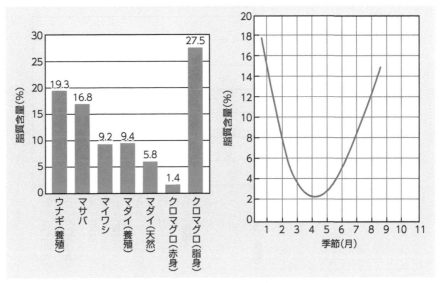

図 3.23　魚類の脂質含量（左）とマイワシ筋肉の脂質含量の季節変動

表 3.13　魚肉脂肪（クロマグロ）と牛肉，小麦の脂肪酸組成の特徴
（可食部 100 g あたりの g）

食品名	脂質	飽和脂肪酸	一価不飽和脂肪酸	多価不飽和脂肪酸	n−3脂肪酸	n−6脂肪酸
クロマグロ（赤身）	1.4	0.25	0.29	0.19	0.17	0.03
クロマグロ（脂身）	27.5	5.91	10.20	6.41	5.81	0.60
牛肉・和牛（かた，赤肉）	12.2	4.01	6.22	0.44	0.01	0.43
牛肉・和牛（かた，脂身）	78.0	24.27	43.38	1.89	0.10	1.80
小麦胚芽	11.6	1.84	1.65	6.50	0.75	5.75

ぜ脳に蓄積するか不明であったが，ごく最近DHAなどを結合したリン脂質の一種（リゾホスファチジルコリン）を通過させるトランスポーターが脳血管に存在することが明らかとなった．現代のわが国の食生活では，おもにトウモロコシ油などのn−6系列のリノール酸の摂取がやや過剰気味であり，n−6系脂肪酸から生成するイコサノイドは炎症を促進し，血小板を凝集する作用がある．一方，n−3系脂肪酸から生成するイコサノイドは前述の作用が弱いことが知られている．さらにIPAおよびDHAから積極的に炎症を終息させる生理活性物質（リゾルビン）が生成されることが明らかとなった．しかし，多価不飽和脂肪酸は，魚の保存および加工中に酸化されるおそれがあるので留意する必要がある．

　魚介類，特に海産無脊椎動物および魚卵には比較的ステロール類が多く含まれるが，図3.24に示すように，コレステロール含量は鶏卵黄ほど高いものではない．総脂質のように部位，および養殖物と天然物の差は大きくない．また後述のように，血中コレステロールの低下作用のあるタウリンを多く含むため魚介類からのコレステロール摂取はそれほど神経質になる必要はない．

　その他の脂肪成分としては一価の高級アルコールと脂肪酸のエステル化合物で

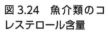

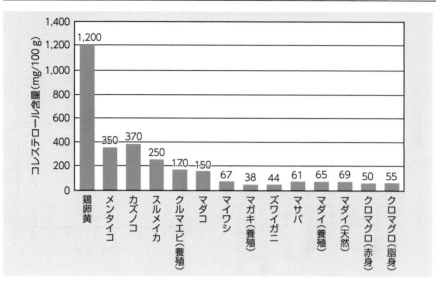

図3.24　魚介類のコレステロール含量

あるワックスエステルがアブラソコムツ，マッコウクジラ，ボラの卵巣（からすみ）に分布している．多量にこれらを食すると下痢の原因となる場合がある．深海サメやマダラの肝油にはスクアレン（ステロールの前駆体）と呼ばれる不飽和炭化水素が多く存在する．多量の脂質が存在するアブラボウズの筋肉には，トリアシルグリセロールが蓄積している．

c.　エキス成分

　食材を水または熱水で抽出することにより可溶化する有機成分のうち，タンパク質，色素，ビタミン，脂質，多糖を除いた成分を一括してエキス成分と呼ぶ．エキス成分は通常魚類で1〜5%，軟体動物，甲殻類で5%以上含まれる．

　サメ・エイ類では尿素（2%前後），TMAO（トリメチルアミンオキシド，1〜1.5%）が主要成分である．TMAO自体は無臭であるが，魚の死後，鮮度低下が進むと，生臭さの原因物質であるトリメチルアミンに変化する．TMAOは淡水魚にはほとんど認められないが，一般の海産魚には0.03〜0.3%程度，イカ類ではサメと同程度含まれる．タラ類では，TMAOが冷凍中にジメチルアミンとホルムアルデヒドに分解され，タンパク質の変性をひき起こし，長期冷凍中にスポンジ状になり肉質の劣化が生じる場合がある．ジメチルアミンは亜硝酸と反応すると，発がん性のあるニトロソジメチルアミンを生成することが知られている．また，尿素自体は無臭であるが，腐敗菌により分解されるとアンモニアが生じ，強い臭気を発する．韓国にはガンギエイの発酵食品があり，尿素から生じるアンモニア臭の強いものがむしろ珍重されている．

　白身魚，赤身魚および貝類の代表として，それぞれマダイ，カツオ，ホタテの筋肉中の主要な遊離アミノ酸を図3.25に示す．血中のコレステロールの低下作

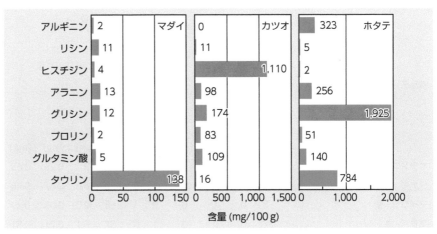

図 3.25 白身（マダイ），赤身（カツオ）およびホタテの主要な遊離アミノ酸とタウリンの含量

用のあるタウリンは，白身魚および多くの海産無脊椎動物に含まれている．マサバ，マアジ，カツオなどの赤身魚にはイミダゾール化合物である**ヒスチジン**が多量に含まれる．ヒスチジンが，微生物の酵素で脱炭酸されると食中毒の原因ともなる**ヒスタミン**が生成する．ホタテのような軟体動物ではグリシン，アラニンが甘味を呈し，ウニではメチオニン，バリンが苦味を呈す．無脊椎動物では，アルギニンが比較的多く含まれる．無脊椎動物のグリシン，アラニンはおもに浸透圧の調整に用いられる．無脊椎動物のアラニンのかなりの部分はD-アラニンである．無脊椎動物では，ATPの再合成に必要な高エネルギーリン酸化合物（ホスファゲン）として，アルギニンリン酸を用いる．一方，魚類は，哺乳類と同様に，クレアチンリン酸をホスファゲンとして用いる．イミダゾール化合物を含むジペプチドとしては，β-アラニル-1-メチルヒスチジン（**アンセリン**）がサメ類およびカツオ，マグロ類に多く含まれている（200〜1,000 mg/100 g）．またβ-アラニル-ヒスチジン（**カルノシン**）は畜肉，獣肉，およびウナギに多く含まれる（100〜500 mg/100 g）．またアカマンボウおよびクジラ類にはβ-アラニル-3-メチルヒスチジン（**バレニン**）が大量に含まれる（500〜2,000 mg/100 g）．これらの成分の食味，栄養への影響は大きくないと考えられているが，pH緩衝能および抗酸化能をもつことから最近注目されている．

　かつお節などの魚介類のうま味成分として最も重要なのは，ATPの分解物である**5′-イノシン酸**（IMP）である．コンブのうま味成分はグルタミン酸ナトリウムである．両者にはうま味の相乗作用がある．貝類の呈味成分は**コハク酸**であると考えられている．コハク酸は低酸素状態下で，解糖系に必要なNADを再生し，ATPを合成するために生成される．そのため，貝類は漁獲後，一定期間水中から出しておいたほうが，えら呼吸できないため低酸素状態となり，コハク酸が蓄積して味が良くなることが知られている．低酸素状態が続くとコハク酸からプロ

食品名	A						D	B₁	B₂
	レチノール	カロテン		β-クリプトキサンチン	β-カロテン当量	レチノール活性当量			
		α	β						
	(μg)	(μg)	(μg)	(μg)	(μg)	(μg)	(μg)	(mg)	(mg)
ヤツメウナギ・生	8,200	0	0	0	0	8,200	3	0.25	0.85
ウナギ・養殖・生	2,400	0	1	0	1	2,400	18.0	0.37	0.48
マイワシ・生	8	0	0	0	0	8	32.0	0.03	0.39
マサバ・生	37	0	0	0	1	37	5.1	0.21	0.31
マダイ・天然・生	8	0	0	0	0	8	5	0.09	0.05
牛肉・和牛（かたロース・赤肉）	3	—	—	—	Tr	3	0	0.07	0.21
豚・大型種（ロース・赤肉）	4	—	—	—	Tr	4	0.1	0.80	0.18
牛肝臓	1,100	—	—	—	40	1,100	0	0.22	3.00
豚肝臓	13,000	—	—	—	Tr	13,000	1.3	0.34	3.60

表 3.14　魚類と畜肉のビタミン含量

（可食部 100 g あたりの量）

注：Tr は微量含まれていることを示す.

［資料：文部科学省，日本食品標準成分表 2020 年版（八訂）］

ピオン酸が生成し，その過程でさらにATPが合成される.

その他のエキス成分として，海産無脊椎動物に比較的多く含まれる4級アミンをもつアミノ酸の一種であるベタイン類（0.3～1%程度），アミノ酸とピルビン酸から生成されるオピン類（0.1～0.8%），魚類の普通筋に多いクレアチン（0.2～0.5%程度）などがある.

d. 色素

血合肉やマグロ肉などの鮮赤色は**ミオグロビン**（肉色素）に由来する. サケ・マス類の肉色はカロテノイド系色素である**アスタキサンチン**に由来する. マダイの表皮，甲殻類の殻などの色素の主成分もアスタキサンチンである. 一方，イカ・タコ，エビ・カニ類の血色素は銅イオンをもつ**ヘモシアニン**である. 酸素が結合していないヘモシアニンはほぼ無色であるが，酸素を結合すると青色となる. 魚介類の保存および加工中の色調の変化については成書を参考にされたい.

e. ビタミン，無機質

魚介類はビタミン，無機質のよい供給源である. 特に**ビタミンA**（レチノール）は表3.14に示すようにヤツメウナギ，ウナギには豊富に含まれる. サメ類，イシナギなどの肝臓にはビタミンAが過剰に含まれており，過剰症をひき起こす場合があるので注意が必要である. また，魚類はビタミンD，B₁，B₂のよい供給源である. 豚肉と比較しても，ウナギなどは**ビタミンB群**が豊富である. 夏に疲労回復の目的でウナギを食する習慣は根拠があるといえる. 無機質ではイワシの丸干し，シラス干しなどに**カルシウム**が豊富に（1%前後）含まれている.

C. 魚介類の鮮度の変化

　魚肉は死直後では，クレアチンリン酸，グリコーゲン，グルコースの代謝によりATPを無酸素的に生成する．その後，血流の停止により，ATPは急速に分解していく．ATPの消失により不可逆的なアクチンとミオシンの結合が生じ，魚体自体が硬直する．きわめて鮮度のよい魚肉を氷で冷やすと強い硬直が生じる．この現象を利用した調理法が「あらい」である．一方，魚の保蔵としては，このような強い硬直を示した魚は望ましくなく，そのため高級食材に用いる場合は，硬直前の魚体には直接氷をふれさせない．魚類ではATPはADP，AMP，IMP，イノシン(HxR)，ヒポキサンチン(Hx)の順に分解するが，鮮魚の段階ではIMP（うま味成分）と同時に，グリコーゲンの分解による乳酸の蓄積も認められ，pHが低下する．

　死後半日から1日経つと，ほとんどの魚種では，魚体は硬直したままだが，肉質の軟化が生じる．この保存初期の軟化はこれまでZ線の脆弱化，または切断によると考えられてきたが，筋内膜の主成分であるⅤ型コラーゲンの分解が硬直中の肉質の初期軟化の主要な原因であることが明らかとなってきた．

　核酸関連物質の消長は魚肉の鮮度の指標として用いられる．すなわち，ATPからヒポキサンチンまでの核酸関連化合物総量に対する，イノシンとヒポキサンチンの和の百分率がK値として鮮度の指標に用いられる．

　　K値＝(HxR＋Hx)/(ATP＋ADP＋AMP＋IMP＋HxR＋Hx)×100

　魚種により異なるが，一般にK値が20％以下のものは高級寿司用に，一般的な生食用で40〜60％であるとされている．一方，貝類では，AMPデアミラーゼ活性が低く，AMPがうま味成分として蓄積する．

D. 魚介類の分類と種類

　いくつかの魚種は漁獲量が年により大きく変動する．たとえば，マイワシの漁獲は1989年が約400万トン，1996年に30万トン，2005年には2.8万トンに減少した．2013年にはわずかに回復し，20万トン，2019年には50万トンを超え，回復傾向にある．この変動はおもに自然環境の変化によるとされている．マアジ，マサバ，ニシンの漁獲変動も同様に考えられている．一方，練り製品の原料として利用される，東シナ海のグチ類，北太平洋のスケトウダラなどの減少は乱獲による．和食で好まれるクロマグロ，ウナギも資源量が減少しており資源管理・完全養殖が大きな課題となっている．これらの漁獲変動の大きい魚種の資源保護は今後の重要課題である．

a. 軟骨魚類と硬骨魚類
　魚類は軟骨魚類と硬骨魚類に二分される．そのほかに厳密な意味では魚類でな

軟骨魚類		[メジロザメ科]ヨシキリザメ，[ドチザメ科]ホシザメ，[アカエイ科]アカエイ，[ガンギエイ科]ガンギエイ
硬骨魚類	ウナギ目	[ウナギ科]ウナギ，[アナゴ科]アナゴ，[ハモ科]ハモ
	コイ目	[コイ科]マゴイ，ニゴロブナ
	ナマズ目	[ナマズ科]ナマズ，イワトコナマズ，アメリカナマズ
	サケ目	[サケ科]ベニザケ，シロザケ，マスノスケ，タイセイヨウザケ，ニジマス，イワナ，アマゴ，[キュウリウオ科]アユ，ワカサギ，シラウオ，シシャモ
	ニシン目	[ニシン科]ニシン，マイワシ，ウルメイワシ，カタクチイワシ，キビナゴ
	ダツ目	[サンマ科]サンマ，[サヨリ科]サヨリ，[トビウオ科]トビウオ
	タラ目	[タラ科]マダラ，スケトウダラ，コマイ，[メルルーサ科]メルルーサ，ホキ
	キンメダイ目	[キンメダイ科]キンメダイ
	カサゴ目	[フカカサゴ科]メバル，[オニオコゼ科]オニオコゼ，[アイナメ科]ホッケ
	スズキ目	[スズキ科]スズキ，アラ，[ハタ科]クエ，キジハタ，マハタ，[カワスズメ科]テラピア，[イシダイ科]イシダイ，イシガキダイ，[アマダイ科]アカアマダイ，キアマダイ，シロアマダイ，[イトヨリダイ科]イトヨリダイ，[タイ科]マダイ，チダイ，クロダイ，[サバ科]マサバ，ゴマサバ，サワラ，カマスサワラ，キハダ，クロマグロ，ビンナガ，メバチ，カツオ，[マカジキ科]クロカジキ，バショウカジキ，[アジ科]マアジ，ムロアジ，シマアジ，ブリ，ヒラマサ，カンパチ，[カマス科]アカカマス，ヤマトカマス，[キス科]シロギス，[ハゼ科]マハゼ，[ハタハタ科]ハタハタ，[マナガツオ科]マナガツオ，[タチウオ科]タチウオ
	カレイ目	[カレイ科]イシガレイ，ホシガレイ，マガレイ，マコガレイ，メイタガレイ，オヒョウ，[ヒラメ科]ヒラメ，アカシタヒラメ，[ウシノシタ科]クロウシノシタ
	フグ目	[フグ科]トラフグ，マフグ，ショウサイフグ，カラス，[カワハギ科]カワハギ，ウマズラハギ
	アンコウ目	[アンコウ科]アンコウ，キアンコウ

表 3.15 わが国で利用されるおもな魚種

いが，円口類も魚類に含める場合が多い．代表的な魚類の生物学的な分類を表3.15に示す．以下，呼び名に混乱が生じやすいものや，近年新たに流通している魚種について説明する．

①**軟骨魚類**：**サメ**と**エイ**は，胸ビレの上にエラがあるものがサメで，下にエラがあるものがエイである．チョウザメはサメと似た外観と軟骨を主とする骨格をもつが，分類上は硬骨魚類である．チョウザメの卵の塩蔵品はキャビアとして珍重されている．

②**コイ目**：鮒ずしに用いられる**フナ**は，一般に見られるマブナではなく，琵琶湖固有種のニゴロブナである．

③**マス目**：マス類は川のみで一生を終えるものもあるが，海に下る場合もある．川に棲んでいるときは体表にパーマネントと呼ばれる模様があるが，海に下るときは体表が銀色に変化する．海に下るマスはサクラマス（ヤマメ），サツキマス（アマゴ）と呼ばれる．わが国で一般に鮭と呼ばれるのはシロザケで，缶詰にはカラフトマスの降海型が用いられることが多い．最近タイセイヨウサケ，ニジマスの降海型（トラウトサーモン）が生食用に流通している．サケ類は海獣から人体に有害な寄生虫を感染する場合があり，天然のものは生食する場合は前もって冷凍する必要があるが，養殖魚は生食が可能である．キュウリウオ科のシシャモは日本近海の固有種であるが，最近は北欧産のカラフトシシャモ（カペリン）が**シシャモ**の

代用品として広く流通している.

④**タラ目**：マダラの精巣は「くもこ」と呼ばれ生食される. 明太子（鱈子）はスケトウダラの卵巣であり，マダラの卵巣はさらに大型で，「真子」と呼ばれる. 南太平洋で漁獲されるメルルーサ（ヘイク）やホキは外食および冷凍食品用の白身魚のフライなどに広く用いられている.

⑤**カサゴ目**：ギンダラはタラという名がつくが，タラの仲間ではない. ムツという名前で流通していることが多い. しかし，スズキ目のムツ（標準和名）とは別物である. この魚種は最近利用が増しているので呼び名を混乱しないよう注意を要する.

⑥**スズキ目**：この仲間は脊椎動物の中で最大種類（約8,000種）が含まれる.

・スズキ科：**スズキ**は出世魚の代表で，セイゴ（30 cm前後），フッコ（45 cm），スズキ（60 cm）と名前が変わる. 淡水棲ではナイルパーチが，商業的に重要である.

・アジ科：**ブリ**はスズキと同様に出世魚で，関西ではツバス，ハマチ，ブリ，関東ではイナダ，ワラサ，ブリと出世していく. 養殖がさかんで15万トン前後の生産がある. ブリは低温に弱いため瀬戸内では冬を越さずハマチの段階で出荷することが多い. そのため関東では天然の小型ブリをイナダ，養殖物を**ハマチ**と呼ぶことがある. いずれも同一種である.

・ハタハタ科：クエ，キジハタ，マハタは九州ではアラと呼ばれるが，スズキの近縁種のアラ（標準和名）とは別種である.

・タイ科のマダイとチダイは一般にはどちらも**タイ**として流通する. マダイの旬は春で，夏には産卵後のため味が落ちる. チダイは夏から初秋に旬となり，この時期はマダイより高価である. 一方，アマダイ，マトウダイ，イシダイ，イシガキダイ，イトヨリダイなどはタイの名がつくがタイ科ではない. 淡水魚チカダイ（テラピア）の切り身もマダイの代用として刺身などに用いられる.

・サバ科：大分の関サバや京都の鯖ずしに使われる**マサバ**と，高知で皿鉢料理に使われる**ゴマサバ**が代表的である. 最近，大西洋産のタイセイヨウサバがニシマサバあるいはトラサバなどの商品名で約15〜17万トン*程度輸入されている. **サワラ**はサワラ属の魚で，流通しているものにはカマスサワラとサワラがある. カマスサワラは長い肉間骨があるのが特徴である. サワラのほうが美味でホンサワラと呼ぶ場合もある. いわゆる**ホンマグロ**はクロマグロをさす. ビンナガの油漬けがいわゆるシーチキンである.

・マカジキ科：**カジキ**類はカジキマグロと呼ばれることがあるが，マグロ（サバ科）ではない.

⑦**フグ目**：珍味類で用いられる，いわゆる「カワハギ」はほとんどウマヅラハギ（カワハギ科）を用いている. フグの毒は**テトロドトキシン**であるが，フグ自身が産生しているのではなく，ビブリオ属やシュードモナス属などの一部の真正細菌に

＊　ラウンド（まるともいう. 漁獲されたまま，頭や尾，ひれなどがついた状態）とフィーレ（頭と内臓，尾，ひれ，中骨を除いた状態）を合わせたもの.

軟体動物	イカ類	アオリイカ，アカイカ，カミナリイカ（モンゴウイカ），ケンサキイカ，コウイカ，スルメイカ，ヤリイカ，ホタルイカ
	タコ類	マダコ，ミズダコ，イイダコ
	二枚貝類	アサリ，ハマグリ，シジミ，ムラサキイガイ，アカガイ，サルボウガイ，マテガイ，マガキ，ウバガイ（ホッキガイ），ミルクイガイ（ミルガイ），バカガイ（アオヤギ），ホタテ，タイラギ
	巻貝類	クロアワビ，エゾアワビ，マダカアワビ，トコブシ，サザエ，バイガイ，ヒメエゾボラ（ツブガイ）
節足動物	エビ類	アカエビ，サクラエビ，サルエビ，シバエビ，ボタンエビ，ホッコクアカエビ（アマエビ），ウシエビ（ブラックタイガー），クルマエビ，イセエビ，ウチワエビ，オマールエビ
	カニ類	ズワイガニ（マツバガニ，エチゼンガニ），ガザミ（ワタリガニ），ケガニ，メニッペ（ストーンクラブ），アメリカイケチョウガニ（ダンジネスクラブ），チュウゴクモクズガニ（シャンハイガニ）
	ヤドカリ類	タラバガニ，ハナサキガニ
	シャコ類	シャコ
	アミ類，オキアミ類	イサザアミ，ナンキョクオキアミ
脊索動物		マボヤ
棘皮動物		エゾバフンウニ，キタムラサキウニ，ムラサキウニ，バフンウニ，シラヒゲウニ，マナマコ
刺胞（腔腸）動物		ビゼンクラゲ，エチゼンクラゲ

表 3.16　水産上重要な無脊椎動物
注：かっこ内はよく用いる地方名または一般名．

よって生産され，食物連鎖で濃縮されたものである．

b.　軟体動物

水産資源上，重要な無脊椎動物を表3.16に示す．

軟体動物には**イカ・タコ**類，および貝類などの重要な食用種を含む．イカ類の中ではアオリイカが最も美味であるとされている．ケンサキイカ，ヤリイカでつくったするめは「一番するめ」と呼ばれ，スルメイカからつくった「二番するめ」より高価で取引される．

二枚貝には**アサリ，ハマグリ，マガキ**などの貝殻以外すべてを可食部とするもの，ウバガイ（ホッキガイ），トリガイ，バカガイ（アオヤギ），ミルクイガイ（ミルガイ）などの足や水管など一部を刺身，寿司だねにするもの，タイラギ，ホタテのようにおもに貝柱を食するものがある．アカガイの煮付けや缶詰として流通しているものの大部分はサルボウガイである．アワビは一見二枚貝に見えるが巻貝の仲間である．貝殻の表面の呼水孔が煙突状に高くなっている．一方，トコブシはアワビと似ているが，呼水孔が盛り上がっていない．

c.　節足動物（甲殻類）

節足動物・甲殻類には**エビ・カニ**類などの重要な食用種が含まれる．カニ類は死後の自己分解が著しいので，熱水処理したのちに流通することが多い．ズワイガニの雌は小型でコッペ，セイコガニとも呼ばれ，雄とは別に流通される．

d.　その他の魚介類

脊索動物のマボヤは外皮を除き筋膜を刺身，酢の物，塩辛として用いる．棘皮動物にはウニ類とナマコ類が食用として利用される．ウニは卵巣および精巣を生

食または練りウニなどとして利用する．下関産のアルコールを加えた練りウニはムラサキウニがおもに用いられる．ナマコ類は**マナマコ**が漁獲対象になる．ナマコの乾燥物は「いりこ」と呼ばれ，水で戻し中国料理の食材として珍重される．ナマコの内臓の塩辛は「このわた」，生殖腺の乾燥物は「くちこ」，卵巣の塩漬けは「このこ」と呼ばれ，珍味として利用される．刺胞（腔腸）動物の**クラゲ**類ではビゼンクラゲ，エチゼンクラゲが食用に用いられる．エチゼンクラゲは重さ150 kgに達する．傘の部分を石灰とミョウバンに漬けて脱水し保存食とする．水で戻し，酢の物，中国料理の食材として利用する．

問題　水産物についての記述である．正しいのはどれか．
［平成27年度栄養士実力認定試験第12回問題34］
(1) 魚類の鮮度判定をするK値は，鮮度の劣化に伴い数値が下降する．
(2) 魚肉たんぱく質は，食肉に比べて筋基質たんぱく質が極めて多い．
(3) 海水魚のなまぐさ臭の主成分は，トリメチルアミンオキサイドである．
(4) 魚介類で可食部の多いのは，ハマグリなどの貝類である．
(5) カツオやサバなど筋しょうたんぱく質の多い魚は，「節」に加工される．

4. | 調味料・香辛料・嗜好飲料

4.1 | 調味料

食品の味は，従来から**甘味**，**塩味**（鹹味），**酸味**，**苦味**の4つを基本味として考えられてきた．近年，とりわけ日本の味覚生理学者の研究成果により，**うま味**を加えた五基本味が世界的に認められるようになった．

私たちは，食品素材を調理，加工する際に，調味料を用いて嗜好に合った味に整えてから食している．この節では，調味料について基本味の分類別に述べる．なお，味噌，醤油，食酢などの複合的な調味料については6章発酵食品に記載されている．

A. 甘味料

a. 砂糖類

砂糖は，通常，スクロース（ショ糖）を意味し，原料は，ほとんどが**カンショ**（甘蔗＝サトウキビ）と**ビート**（サトウダイコンあるいはテンサイ）である．ほかにメープル（サトウカエデ），パーム（サトウヤシ），スイートソルガム（サトウモロコシ）なども用いられている．

(1) 甘蔗糖の製造法　裁断したカンショを圧搾して得られるショ汁（しぼり汁）に石灰を加えて不純物を含む沈殿物を濾過によって除去し，濃縮すると砂糖の粗結晶と母液（白下，糖蜜の混ざった混合物）が得られる．白下を濃縮して固めたものが**含蜜糖**の黒（砂）糖である（図4.1）．粗結晶を水洗しながら遠心分離して糖蜜を除いた結晶を**分蜜糖**という．分蜜糖には石灰で処理して不純物を除去しただけの原料糖と，さらに二酸化硫黄などで処理した耕地白糖の2種がある．耕地白糖には，甘蔗白糖のほかに和三盆糖，ビート糖などがある．

(2) 精製糖の製造法　原料糖は結晶表面の蜜膜を除去するために糖液で洗った

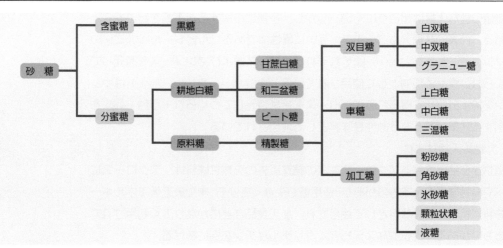

図 4.1　砂糖の分類

のち，温水で溶解し，炭酸飽充操作，活性炭処理，強塩基性アニオン交換樹脂によるイオン交換などにより完全に脱色して，ファインリカーといわれる液を得る．ファインリカーを濃縮，結晶化させて遠心分離を行い，母液糖蜜と砂糖の結晶を得る．結晶化操作の始めのほうが，砂糖の純度が高く，白双糖（上双糖），グラニュー糖，上白糖，三温糖の順に純度が低くなる．また砂糖の結晶粒径の大きさに着目すると，粒径が大きく水分含量の少ない双目糖と，粒径が小さく水分を含ませてしっとりした車糖（上白糖，中白糖，褐色の三温糖）に種別することもできる．ビートの場合はラフィノースを含むので，工程はカンショの場合と多少異なるが，原料糖と耕地白糖からおもにグラニュー糖がつくられる．製品砂糖を用いて加工処理した砂糖のことを加工糖といい，氷砂糖，角砂糖，液糖などがある．

(3) 転化糖と異性化糖　二糖類であるスクロースを酸またはインベルターゼで加水分解すると，グルコースとフルクトースの混合物が生成する．これを転化糖という．甘味はもとのスクロースの約1.2倍である．

　一方，デンプンを酸またはアミラーゼなどで加水分解して得られるグルコースを，グルコースイソメラーゼの作用によってフルクトースに変換（異性化）させることができる．このようにして得られる糖を異性化糖という．異性化反応の効率によって，フルクトース含有率が異なる．JAS（日本農林規格）により，50%未満の液状の糖を「ブドウ糖果糖液糖」，50%以上のものを「果糖ブドウ糖液糖」と呼んでいる．55%の異性化液糖は砂糖より甘く，キレのよい甘質であり，温度が低いほど甘さが増す．また，コストも低いことから，広く利用されている．

b. 糖アルコール

　グルコースやキシロースのような還元糖のアルデヒド基を還元して製造する．一般に甘味度はスクロースの約60%であるが，アルデヒド基が還元されているため化学的に安定であり，加熱による着色性が低い．また吸収されにくいため，

血糖値の急な上昇は起こりにくい．しかし，多量に摂取すると下痢を起こすことがある．代表的な糖アルコールで，互いに異性体である**ソルビトール**（ソルビット）や**マンニトール**（マンニット）はそれぞれグルコースおよびマンノースを還元してつくられ，食品添加物として使用されている．**キシリトール**（キシリット）はキシランを加水分解して得られるキシロースを接触還元してつくられ，う蝕（虫歯）を抑制する効果がある非う蝕性甘味料として注目されている．

c. 非糖質天然甘味料

植物から抽出されるスクロースなどの糖質以外の天然甘味料は，スクロースに比べて高甘味度を示すものがあり，使用量も少なくてすむ．また最近低エネルギー甘味料，抗う蝕性甘味料として注目され，加工食品などにかなり広く利用されているものがある．代表的なステビア，グリチルリチンを例にあげる．

(1) ステビア　ステビアは南米パラグアイ原産のキク科の植物である．甘味成分は葉に含まれる**ステビオシド**，**レバウディオシド**などの配糖体である．主成分のステビオシドはスクロースの 100 〜 150 倍の甘味度をもつが，少し苦味を呈するためグルコシルトランスフェラーゼを用いた味質改善の研究が行われている．レバウディオシド類はスクロースの 100 〜 150 倍の甘味度をもち，味質はステビオシドよりも良いとされている．ステビア葉の抽出物は，菓子類，飲料，漬け物，缶詰，ダイエット食品など広く利用されている．

(2) グリチルリチン　グリチルリチンはマメ科の植物である**カンゾウ**（甘草）の根に含まれる甘味成分でスクロースの 250 〜 300 倍の甘味度をもつ配糖体である．しかし，少し苦味を呈し，また塩味と合う（塩なれ効果）ことから，味噌，醤油，佃煮などの加工食品に用いられている．グリチルリチンはニナトリウム塩（グリチルリチン酸ニナトリウム）としても用いられ，食品添加物としての規制を受ける．

d. 合成甘味料

(1) サッカリン　サッカリンは，スクロースの 200 〜 700 倍の甘味度をもつとされている代表的な合成甘味料である．水に溶けやすくしたサッカリンナトリウムのほうが食品一般に使用される．少し苦味を伴い，また酸性条件下で加熱すると甘味を消失する．糖尿病患者やダイエットをする人のために，砂糖代替甘味料として利用されている．

(2) アスパルテーム　アスパルテーム（L-Asp-L-Phe-OCH$_3$，ジペプチドのメチルエステル）は，胃から分泌されるホルモンであるガストリン（ペプチドホルモン）を合成する過程で強い甘味を呈することが偶然に発見された．スクロースの約 200 倍の甘味度をもつため少量の使用ですみ，低エネルギー甘味料として利用されている．甘味の質は比較的良好であるが，フェニルアラニンを含有しているため，フェニルケトン尿症の患者には使用を制限する必要がある．

(3) アセスルファムカリウム（アセスルファムK）　　アセスルファムカリウムは，スクロースの約200倍の甘味度をもち，清涼飲料水やアルコール飲料などに使用されている．熱や酸に対して比較的安定で，また後味の改善のためにアスパルテームと併用されることがある．

(4) スクラロース　　スクラロースは，スクロースの化学構造とよく似ているが，ヒドロキシ基（－OH基）が3つ塩素原子と置き替わっており，スクロースの約600倍の甘味度をもつ．サッカリンのような苦味がほとんどないので，清涼飲料水やアイスクリームなどに使用されている．また，ほかの甘味料と併用すると甘味度を増強するとされている．

　これら合成甘味料を用いた食品に「カロリー０ (ゼロ)」と表示されているものがある．

e. オリゴ糖

　単糖が2〜10個，グリコシド結合した糖質をオリゴ糖という．グルコースがα-1,4またはα-1,6結合したオリゴ糖は，**ミュータンス菌**（*Streptococcus mutans*）による歯垢の形成すなわちプラークと呼ばれる多糖の合成を阻害し，う蝕（虫歯）の予防効果をもつ甘味料として注目されている．

(1) カップリングシュガー（グルコシルスクロース）　　デンプンとスクロースの混合液にシクロデキストリングルコシルトランスフェラーゼ（CGTase）を作用させて，スクロースのグルコース部分にグルコースを数個α-1,4結合させたオリゴ糖のことである．主成分はグルコシルスクロースやマルトシルスクロースである．甘味度はスクロースの約50〜55%で，味質はスクロースに近い．メイラード反応による着色性はグルコースよりも低い．また保水性が高く，菓子類の製造・加工に適している．

(2) イソマルトオリゴ糖　　イソマルトオリゴ糖とは，デンプンを原料にα-グルコシダーゼの転移作用を利用してつくられ，グルコース分子間にα-1,6結合をもつイソマルトース，イソマルトトリオース，イソマルトテトラオース，パノースなどを主成分とするオリゴ糖の混合物をいう．甘味度はスクロースの約40〜50%で，ひかえめでまろやかな甘味を呈する．熱に安定で，酸性飲料でも加水分解が起こりにくく安定である．還元糖であるため，メイラード反応により着色しやすいのが欠点である．しかし，保水性が高く菓子類の製造・加工に適している．また非（難）発酵性のため，パンなどの製造に用いると，酵母に利用されずに残存し，まろやかな甘味としっとりした食感になる．ヒトの健康とのかかわりという点では，ある程度腸内で消化される部分消化性を示し，また低う蝕性である．大きな特徴は，腸内のビフィズス菌を増殖させる作用をもつため，整腸作用＊を有するオリゴ糖の一種とみなすことができる．このような理由で，整腸作用をもつ「特定保健用食品」の素材として評価を受けている．

(3) パノースオリゴ糖（パノースシロップ）　　パノースはグルコースがα-1,4およ

＊　整腸作用への役割に有用菌の増殖を促し，有害菌とのバランスを調整する．

びα-1,6結合した三糖類である．原料であるデンプンをα-アミラーゼで液化した後，β-アミラーゼと枝切り酵素*によりマルトースを約70〜80%生成させる．続いてマルトーストランスグルコシダーゼによりグルコースをα-1,6結合させてパノースを生成させる．パノースシロップはパノース以外にイソマルトース，イソマルトトリオースなどα-1,6結合をもつ分岐オリゴ糖を含む．パノースの甘味度はスクロースの約40%で，ひかえめな甘味を呈し，酸に対して非常に安定である．パノースは腸内ビフィズス菌に対する増殖効果をもち，またミュータンス菌に対してアンチプラーク効果による抗う蝕性を示す．また酵母により発酵されないため，パンの製造において残存し，良好な食感を与える．

* α-1.6 グルコシド結合を加水分解する酵素の総称．

(4) フラクトオリゴ糖　スクロースにβ-フルクトース転移酵素を作用させて1-ケストース(GF2)，ニストース(GF3)，1-フルクトフラノシルニストース(GF4)の混合物が生成する．甘味度は液状でスクロースの約50%，顆粒状で20%以下であり，またビフィズス菌に対する増殖効果がある．

　上記のオリゴ糖以外に，グルコースとフルクトースがα-1,6結合した二糖類の**パラチノース**（甘味度はスクロースの約50%），ラクトース（乳糖）にガラクトースを転移させた三糖類のガラクトシルラクトース（甘味度はスクロースの約20%）などがあり，いずれもビフィズス菌増殖効果がある．

　食品100 g（飲料の場合は100 mL）あたりの熱量が5 kcal未満であれば「カロリー0」と表示可能である．また，「ノンシュガー」「シュガーレス」と表示してあっても，糖類が食品100 g（飲料の場合は100 mL）あたり0.5 g未満であれば，このような表示が可能なので誤解しないようにする必要がある．

B.　塩味料（鹹味料）

a.　食塩

　塩（塩化ナトリウム）は，私たちの体内で，電解質バランスの維持，浸透圧の維持など，生命活動に不可欠な物質である．食用としての塩は，味付け調味用のみならず，味噌，醤油の製造，食物の保存，塩蔵など食物の加工，保存のためにも広く大量に用いられている．最近では，伝統的な塩田製塩法から海水をイオン交換膜電気透析法により濃縮をする製塩法に転換されている．

　塩の製造・販売はかつて「塩専売法」で規制されていたが廃止され，1997（平成9）年に「塩事業法」が施行された．以後は，塩の製造，輸入，販売は登録・届出制となり，小売については自由に行えるようになった．塩の種類と品質規格を表4.1に示す．

　食塩の主成分は塩化ナトリウム（NaCl純度99%以上）で，不純物として塩化カルシウム，塩化マグネシウム，塩化カリウム，硫酸カルシウム，硫酸マグネシウムなどが含まれる．食卓塩や精製塩には吸湿による固結を防止するために，炭酸マ

表 4.1　塩の種類と品質規格

塩種	製造方法	品質規格 NaCl 純度	品質規格 添加物など
原塩	輸入した天日塩など	95%以上	なし
粉砕塩	原塩を粉砕したもの		なし
漬け物塩	原塩を洗浄し, 粉砕したもの		リンゴ酸 0.005%, クエン酸 0.005%, 塩化マグネシウム 0.1%, 塩化カルシウム 0.1%
食卓塩	原塩を溶解し, 再製加工したもの	99%以上	塩基性炭酸マグネシウム 0.4%
ニュークッキングソルト			
クッキングソルト			
キッチンソルト			
精製塩		99.5%以上	塩基性炭酸マグネシウム 0.3%
特級精製塩		99.8%以上	なし
家庭塩	海水濃縮法（イオン交換膜法）による鹹水を煮詰めたもの	95%以上	なし
並塩			なし, 粒度が家庭塩よりやや粗い
食塩		99%以上	なし
さしすせそると		98.5%以上	リン酸水素二ナトリウム 0.3%, 塩基性炭酸マグネシウム 0.4%

グネシウムが添加され, また, 漬け物塩にはリンゴ酸やクエン酸が添加されている. 海水から食塩を晶出させたあとに残る液を苦り（苦汁）といい, 塩化マグネシウム, 硫酸マグネシウム, 塩化カリウムなどを含む.

　食塩摂取量について2012年にWHOが一般向けに提示したガイドラインでは, 成人には食塩5 g/日未満の目標値が強く推奨された. また, 欧米の大規模臨床試験の結果からは少なくとも6 g/日前半まで食塩摂取量を落とさなければ有意な血圧低下は達成できないとされている.「日本人の食事摂取基準（2020年版）」では, 高血圧および慢性腎臓病(CKD)患者の重症化予防を目的とした食塩摂取量は, 食塩相当量6 g/日未満であることが示された.

ナトリウムと食塩相当量

食品表示法が 2015 年に施行され, 加工食品の栄養表示が義務化された. 表示項目は, エネルギー, タンパク質, 脂質, 炭水化物, 食塩相当量の 5 つである. これまでは, ナトリウム量が表示されていたので「食塩相当量 (g) ＝ナトリウム（mg）× 2.54 ÷ 1000」で計算しなければならなかったことが消費者にとってわかりにくい一因であった. しかし, ナトリウム塩が添加されていない食品もあるのでナトリウム量と食塩相当量が併記された表示もある.

高血圧予防の観点から日常の食生活において減塩との取り組みがさかんになっている．コンブなどに含まれるうま味成分(L-グルタミン酸ナトリウム)と塩分を適切に組み合わせることによって，塩分濃度を下げても薄味ではなく，ほど良い塩味を感じるという官能評価に関する研究結果が多く報告されている（D. うま味調味料を参照）．

C.　酸味料

　酸味は水中で解離して生成する水素イオンH$^+$（実際にはヒドロキソニウムイオンH$_3$O$^+$）によってひき起こされる味覚である．しかし，同じpH（＝−log [H$^+$]）であっても，解離した他方の陰イオンの種類によって酸味の強さや味質が異なる．食品に酸味を付与する目的で使用される食品用原材料を酸味料という．寿司など調理に使用される酸味調味料である食酢は食品であり食品添加物ではない．しかし，食品を製造する際に，酢酸を原料としてつくった合成酢などを利用した場合には，食品添加物として「酸味料」と表示する．また食品のpHを調整する目的で使用された場合には，「pH調整剤」と表示する．「食酢」については発酵食品(6章)でとりあげる．酢酸以外のおもな有機酸系酸味料では，クエン酸，クエン酸三ナトリウム，グルコン酸（グルコノデルタラクトン），コハク酸，コハク酸一ナトリウム，コハク酸二ナトリウム，酒石酸，酒石酸ナトリウム，乳酸，乳酸ナトリウム，リンゴ酸，リンゴ酸ナトリウム，フマル酸，フマル酸一ナトリウム，アジピン酸がある．また無機酸系酸味料では二酸化炭素とリン酸がある．

D.　うま味調味料

a.　L-グルタミン酸ナトリウム
　1908（明治41）年に池田菊苗が，コンブのだし汁からうま味成分としてグルタミン酸ナトリウム（MSG*）を発見した．"味の素"の名で商品化された化学調味料の一種で，現在，世界各国で使用されている．MSGは光学活性体であり，L系列のMSGのみがうま味を呈する．MSGのうま味は塩味と密接な関係があるといわれ，官能評価では，食塩濃度を下げても，MSGによるうま味により嗜好性の

*　MSG：mono sodium glutamate

閾値とは何か？
味の感度は人によって異なるが，訓練によって高めることができる．いろいろな物質の水溶液をごくうすい濃度から濃くしていき，その物質の味を感じ始める濃度を，その物質の閾値という．L-グルタミン酸ナトリウム，5′-イノシン酸ナトリウム，5′-グアニル酸ナトリウムの閾値は，それぞれ0.03％，0.025％，0.0125％である．

図4.2　うま味性ヌクレオチドの構造

図 4.2　うま味性ヌクレオチドの構造

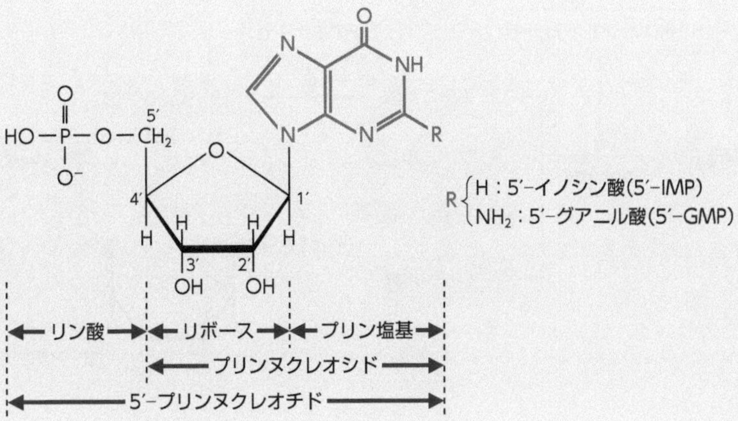

低下を防ぐという報告がある．MSGは当初小麦グルテン，その後大豆タンパク質を加水分解して製造されていたが，発酵によるグルタミン酸の製造法が開発された．現在では，ほとんどが発酵法によって製造されている．グルタミン酸生産菌としては *Corynebacterium glutamicum* が代表的で，ほかに *Brevibacterium* 属，*Micro-coccus* 属などのグラム陽性菌も見いだされている．培養方法としては，ビオチン量を制限し，通気量が十分であることなどが重要な条件となる．

b.　核酸系調味料

(1) 5′-イノシン酸ナトリウム　　5′-イノシン酸ナトリウムは，1913（大正2)年，小玉新太郎によって，だし汁に使われるかつお節のうま味成分として発見された．5′-イノシン酸は，かつお節以外にも煮干しや畜肉などの動物性食品に多く含まれている．

(2) 5′-グアニル酸ナトリウム　　1957（昭和32)年，国中明によって5′-グアニル酸ナトリウムがうま味を有することが発見され，後にこれが干しシイタケのうま味成分であることが解明された．マツタケ，エノキタケなどのキノコ類にも多く含まれている（図4.2）．

(3) うま味の相乗効果　　5′-イノシン酸ナトリウムや5′-グアニル酸ナトリウムのうま味は，L-グルタミン酸ナトリウムと組み合わせて用いたほうが，それぞれ単独で用いたときよりもうま味が増す．すなわち，L-グルタミン酸ナトリウムと核酸系調味料は，**うま味の相乗効果**を呈する（うま味の閾値が低くなる）．したがって，日本人が古くから5′-イノシン酸を含むかつお節とL-グルタミン酸ナトリウムを含むコンブを組み合わせてだし汁をとることは，経験的に相乗効果を利用しており，理にかなった方法といえよう．また市販されている複合調味料にはL-グルタミン酸ナトリウム，5′-イノシン酸ナトリウム，5′-グアニル酸ナトリウムが混合されており，さらに貝類やとりがらに含まれているうま味成分である**コハク酸ナトリウム**も添加されたものがある．

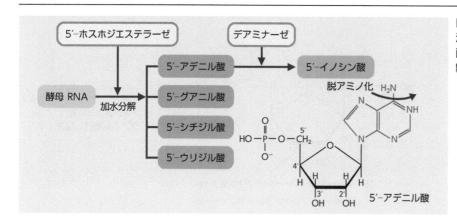

図 4.3 酵母核酸分解法による 5′−グアニル酸と 5′−イノシン酸の製造工程

(4) 核酸系調味料の製造方法

①酵母核酸分解法：酵母菌 *Candida utilis* のリボ核酸（RNA）に *Streptomyces aureus* または *Penicillium citrinum* が生産する 5′−ホスホジエステラーゼを作用させて 5′位にリン酸基を有するヌクレオチドである 5′−アデニル酸および 5′−グアニル酸に分解する．5′−アデニル酸はさらにデアミナーゼによって脱アミノ化すると 5′−イノシン酸ができる（図4.3）．

②発酵と化学合成の組み合わせ法（半発酵半合成による製法）：*Bacillus subtilis* の変異株を用いて発酵によりイノシンを生産する．次にイノシンを原料にして化学合成によって 5′−イノシン酸を得る．また，*Bacillus megaterium* の変異株を用いて，発酵により 5′−アミノ−4−イミダゾールカルボキサミド−リボシド（AICA-R）を生産する．次に AICA-R を原料にして化学合成によって 5′−グアニル酸を得る．

③直接発酵法：*Brevibacterium ammoniagenes* の変異株は，糖類を主原料にして 5′−イノシン酸または 5′−グアニル酸を発酵することができるので，直接生産することが可能となった．

4.2 | 香辛料

A. 香辛料はいつごろから何のために使われたか

　数万年以上もまえ，狩猟によって得た貴重な獣肉は，2〜3日も経つと腐敗し，悪臭を発し食べられなくなった．そんなとき，ある種の植物とともに置くと悪臭は消え，よい香りがつき，しかも長い間おいしく食べられるのを知った．これが**香辛料（スパイス）**の始まりである．スパイスの語源は種（species）と同じで，もと

生理・薬理作用	おもな香辛料
抗酸化作用	ローズマリー，セージ，クローブ，ショウガ，タイム，ターメリック，メース，オレガノ，コショウ，ゴマ，トウガラシ
抗菌作用	ニンニク，カラシ（マスタード），ワサビ，クローブ，タイム，トウガラシ，コショウ
エネルギー代謝亢進作用 体熱産生亢進作用	トウガラシ，コショウ，ショウガ，サンショウ
血小板凝集阻害作用	ニンニク，タマネギ
消化促進作用	オールスパイス，シナモン，クミン，マスタード，トウガラシ，コショウ，タイム，セージ

表4.2　香辛料の生理・薬理作用

は薬を意味する言葉であり，香辛料の多くのものは古くから薬として用いられていた．その影響を受けてわが国でも，わさび，山椒，生姜などは“薬味”として利用されてきたが，その種類は少なかった．明治以降の食生活の洋風化，そして最近のグルメブーム，エスニック料理ブームなどによって利用される香辛料の種類も増えてきた．しかし，単に調味料として利用されるばかりでなく，本来の生理・薬理的な作用が見直され，香りを利用したアロマテラピーをはじめとして，今後新たな活用法が期待される．

B.　香辛料とは何か

　香辛料とは，植物の種子，果実，花，蕾，葉，茎，樹皮，根などの部位を生または乾燥したもので，食品に特有の香りや刺激的な辛味，美しい色を与えて食欲を増進させるものの総称である．スパイスとハーブに大別され，スパイスは香辛料のうち葉，茎，花を除く樹皮，根，種子などを利用するもので，ハーブは香辛料のうち葉，茎，花を利用するものである．

C.　香辛料の作用

　調理をするときには次の4つの目的で香辛料を利用することが多い．そのため香辛料の基本作用としては辛味作用，芳香作用，矯臭・脱臭作用，着色作用の4つに分類される．また，香辛料のおもな生理・薬理作用を表4.2にまとめた．

D.　おもな香辛料

　日常よく使う香辛料でも植物のどの部位をどのようにして利用しているのか，またその中に含まれる成分はどのような特徴があるのか知らないことも多い．表4.2に記した代表的な香辛料をイラストとしてまとめた（図4.4）．

a.　おもに辛味をつけるために用いる香辛料

　辛味のある香辛料は限られている．そのままでも辛味を示すものもあるが，組織を傷つけて酵素作用により辛味成分が生成するものもある．また辛味成分はエ

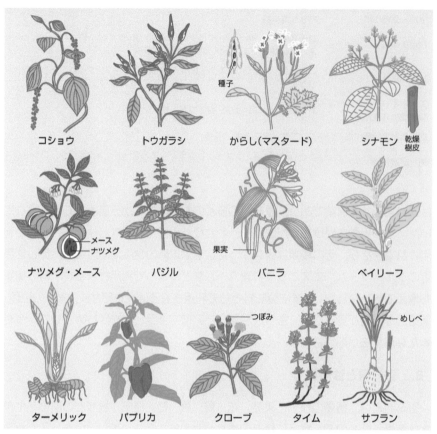

図 4.4　代表的な香辛料作物の外観

コショウ

トウガラシ

からし（マスタード）　種子

シナモン　乾燥樹皮

ナツメグ・メース　メース　ナツメグ

バジル

バニラ　果実

ベイリーフ

ターメリック

パプリカ

クローブ　つぼみ

タイム

サフラン　めしべ

表 4.3　香辛料の辛味成分

辛味成分の種類	香辛料名	辛味成分	物性
アミド類	トウガラシ	カプサイシン	非揮発性
	コショウ	ピペリン, シャビシン	非揮発性
	サンショウ	サンショオール	非揮発性
バニリルケトン類	ショウガ	ジンゲロール，ジンゲロン，ショウガオール	揮発性
	タデ	タデノン, タデノール	揮発性
スルフィド類	ニンニク	ジアリルジスルフィド	揮発性
	タマネギ	ジアリルスルフィド	揮発性
イソチオシアネート類	黒・和ガラシ	アリルイソチオシアネート	揮発性
	白ガラシ	p−ヒドロキシアリルイソチオシアネート	非揮発性

ネルギー代謝を亢進させ，体熱の産生を増大させる作用，消化促進作用，抗酸化，抗菌作用などさまざまな作用をもつ．辛味成分の特徴を表4.3に示す．

（1）コショウ（胡椒）　高さ5〜9mのつる性のコショウ科の大木．長く垂れ下がった花序に50〜60個の果実が房状につく．収穫時期とその後の処理方法により，黒コショウ，白コショウ，緑コショウに分けられる．黒コショウは緑色の未熟な実を黒くなるまで乾燥させたもので，黒い外皮が入っているので色は黒く，

辛味や香気が強い．味の濃い肉料理に適している．白コショウは完熟した実を数日間水浸発酵後，剥皮し乾燥させたもので辛味や香気が穏やかである．クリームスープ，ホワイトソースなど料理を白く仕上げたいときや，白身魚などに利用される．緑コショウは，未熟な緑の実を乾燥させたもので，フルーティな香気と彩りをいかしてホールのまま肉料理などに用いられる．辛味成分はピペリンとシャビシンである．なお，ピンクペッパーとして，完熟したコショウの実以外に，ウルシ科コショウボクの実やバラ科セイヨウナナカマドの実も流通している．

(2) **トウガラシ**（唐辛子）　ナス科の多年生草本で品種も多く形状もさまざまである．赤く熟した実を乾燥させる．辛味成分はカプサイシンで，含量はレッドペッパー（*Capsicum annuum*）に約0.1〜0.5％，タバスコ（*Capsicum frutescens*）に0.6〜0.9％あるのでタバスコのほうが辛い．

(3) **ショウガ**（生姜）　熱帯アジア原産のショウガ科の多年草で根茎の部分を利用する．辛味成分はジンゲロール，ジンゲロン，ショウガオールで，香気成分はジンギベレン，シトラールなどによる．生のショウガに多く含まれるジンゲロールは，熱を加えたり，乾燥させたりすると，脱水反応を起こしショウガオールに変化する．ショウガオールは，ジンゲロールに比べて身体を温める効果が高いといわれている．

(4) **サンショウ**（山椒）　ミカン科の落葉低木で，直径5 mmくらいの球形の実をつけ，熟すと暗褐色になる．特に果皮部に強い辛味があり，その成分はα-およびβ-**サンショオール**であるが，不安定で粉末にすると辛味がなくなりやすい．芳香の主成分は**シトロネラール**である．若葉は"木の芽"として吸い物，木の芽あえなどに用いられる．山椒の木はたいへん堅くスリコギの用材とされる．

(5) **カラシ**（芥子）　アブラナ科の一年生草本で，結実後，莢が完熟する前に収穫し，乾燥後，中の種子（直径1〜3 mm）を取りだして香辛料とする．黒ガラシ（*Bras-sica nigra*），和ガラシ（*B. juncea*），白ガラシ（*Sinapis alba*）に大別できる．黒ガラシと和ガラシは，**配糖体シニグリン**を含み，酵素の**ミロシナーゼ**（チオグルコシダーゼの一種）により分解され，揮発性の辛味成分**アリルイソチオシアネート**を生成する．この成分は鼻にぬけるような辛味と芳香をあわせもつ．一方，白ガラシは配糖体**シナルビン**から酵素分解してできたp-**ヒドロキシアリルイソチオシアネート**の辛味で，不揮発性の温和な辛味である．

(6) **ワサビ**（山葵）　日本原産の冷涼な清流に生育するアブラナ科の多年草で，その根茎を利用する．根茎には和ガラシと同様，**配糖体シニグリン**を含み，すりおろすとミロシナーゼの作用で分解され辛味物質の**アリルイソチオシアネート**を生成する．ワサビをすりおろすときには，鮫皮おろし器のような目の細かいおろし器を用いると細かく細胞を破壊し，酵素反応をよく起こさせることができ香りや辛味を引き出すこととなる．セイヨウワサビは，ヨーロッパ原産でホースラデッ

シュと呼ばれ，根茎は大きくなると30 cmの長さにもなる．西洋料理ではすりおろしたものをレフォールとも呼びローストビーフのつけ合わせとして，また粉ワサビの原料として重要である．辛味成分は同じだが，辛味は少なく，香気成分は異なる．

b.　おもに香りをつけるために用いる香辛料

　香辛料のほとんどは香りを有しているので芳香作用をもつ香辛料といえるが，ここでは特に利用するうえで香りを重視するものについてあげる．

(1) **シナモン**（肉桂，桂皮）　　スリランカ，南インド原産のクスノキ科常緑樹で，樹皮を香辛料として用いる．樹皮を細く切り，外側のコルク質を除いて乾燥させると，丸まった細管状のシナモンスティックになる．特有の芳香成分はシンナムアルデヒドである．

(2) **ナツメグとメース**　　インドネシアのモルッカ諸島原産，ニクズク科の常緑樹で，実は熟すと厚い肉質の二殻片に裂け，中には深紅色の網状の仮種皮（メース）に包まれた卵形の種子がある．種子の中の核（仁ともいう）をナツメグと呼ぶ．香気成分はα-およびβ-ピネン，α-カンフェンで，挽き肉料理に特によく合う．

(3) **バジル**（目箒木）　　シソ科の一年草で全草に芳香がある．花が咲く前に刈り取り，生あるいは乾燥させて用いる．イタリア語でバジリコ(Basilico)といい，イタリア料理の風味づけによく用いられる．特にトマト料理には欠かせない．香気成分はメチルシャビコール，リナロールである．

(4) **バニラ**　　熱帯アメリカ原産のつる性のラン科植物で，葉の反対側から気根を出してからみついている．10 〜 20 cmの細長い莢状の実を発酵させると甘い独特の香気が出る．菓子類の香りづけに不可欠である．香気成分はバニリンである．

(5) **その他**　　ミント，クミン，タラゴン，カルダモン，オールスパイス，アニス，フェンネル，マジョラムなどがある．

c.　おもに矯臭・脱臭のために用いる香辛料

(1) **ベイリーフ**（月桂樹の葉）　　フランスではローリエといい，南欧原産のクスノキ科常緑樹の葉を乾燥させたものである．乾燥させると苦味が弱まり，強い芳香が出てくる．精油の主成分はシネオールで，葉をもむと香りが強く出る．肉，魚の臭いを消す効果が強く，煮込み料理にブーケガルニの1つとして欠かせない．

(2) **クローブ**（丁子）　　モルッカ諸島原産のフトモモ科常緑樹で高さ10 〜 20 mにも達する．この花蕾がまだ開く前，長さ 2 cmくらいのピンク色になったものを乾燥させる．百里香といわれるほど香気が強く，主成分はオイゲノールである．

(3) **その他**　　タイム，セージ，ローズマリー，コリアンダー，ニンニク，キャラウエイなどがある．

d. おもに着色のために用いる香辛料

(1) ターメリック(鬱金)　熱帯アジア原産，ショウガ科の多年草 (60 ～ 100 cm) で，その地下の根茎を用いる．収穫後，ボイルし，乾燥して粉末にする．黄色色素クルクミンが3 ～ 6%含まれている．カレー粉，たくあん漬けの着色料として重要である．

(2) パプリカ(甘唐辛子)　パプリカは見た目はレッドペッパーと似ているが，辛味成分のカプサイシンをほとんど含まない．色素成分はカロテノイド系のカプサンチンである．ビタミン C も多く含まれる．

(3) サフラン　アヤメ科の多年草で高さ15 cm くらいになり松葉に似た葉をもち，淡紫色の花を咲かせる．この花のめしべの3本の柱頭は橙赤色で，これを摘み取り乾燥させ香辛料として用いる．サフラン1 kgを得るのにめしべ50万本以上必要なので，スパイスの中で最も高価である．特有の色素成分はカロテノイド系の水溶性の配糖体クロシンである．魚介料理に適し，独特の芳香および黄色はパエリヤ，ブイヤベースに欠かせない．

E.　混合して用いられる香辛料

　使う目的に合わせて，いくつかの香辛料をあらかじめ混合し使いやすくしたものが市販されている．そのうち代表的なものを表4.4にまとめた．

表 4.4　混合スパイスの種類と特徴

混合スパイス	香辛料などの種類	備考
カレー粉	ターメリック，コリアンダー，クミン，レッドペッパーなど 20 ～ 30 種を調合	調合したものを焙煎後，タンクで6か月以上熟成させる
ガラムマサラ	コショウ，トウガラシ，コリアンダー，カルダモン，クミン，クローブなど3 ～ 10 種類のスパイスを配合	インドの家庭に常備されているカレー粉のような混合スパイス "ヒリヒリと辛い混合スパイス" の意味
七味唐辛子	トウガラシ，ゴマ，サンショウ，アサの実，陳皮，ケシの実，アオノリ（またはシソ）の7種	七色唐辛子ともいう．日本料理の薬味
チリ・パウダー	レッドペッパー，クミン，オレガノ，ニンニク，クローブ，オールスパイス，コショウ，アニスなど	米国南部，メキシコなどの料理に広く用いられている
ブーケガルニ	パセリ，タイム，ローレルなどが代表的	フランス料理には欠かせない． "香草の束" の意味
エルブドプロバンス	ローズマリー，タイム，セージ，ローレル，セイボリー，バジルなど	フランスプロバンス地方でよく使われるハーブを数種混合したもの．エルブとはハーブのこと
ユズコショウ	ユズと緑色のトウガラシをおろして食塩を加えたもの	九州の特産．北九州ではトウガラシをコショウと呼んでいる
五香粉 (ウーシャンフェン)	茴香（フェンネル），花椒，桂皮（シナモン），丁子（クローブ），陳皮の粉末を等量配合	中国料理特有の風味をもつ
ラー油	ゴマ油にトウガラシを浸けたもの	ギョウザなど中国料理に用いられる

4.3 | 嗜好飲料

　嗜好飲料は，アルコール分1%以上のアルコール飲料と1%未満の非アルコール系の飲料に大別できるが，ここでは非アルコール系の嗜好飲料についてとりあげる．アルコール飲料については6.4節参照．

A. 茶

　茶は古くから世界中で飲まれている嗜好飲料であり，緑茶，紅茶，ウーロン茶がおもなものとしてあげられる．日本では"茶"といえば緑茶をさすように緑茶の生産が中心であるが，世界的には紅茶の生産量が最も多い．

　茶はツバキ科の常緑樹で，原産地は中国雲南省といわれる．その製法によってさまざまな種類の茶ができる．茶の種類を図4.5に示した．

a. 緑茶

　最初に原料の生葉を蒸熱するということが緑茶製造上の最大のポイントになる．緑茶が不発酵茶といわれる理由でもある．この加熱操作により，**ポリフェノールオキシダーゼ，クロロフィラーゼ，アスコルビン酸オキシダーゼ**などの酵素は失活する．そのため葉の緑色は保たれ，ビタミンCも残存する．茶のうま味成分である**テアニン**（γ-グルタミルエチルアミド）含量は茶樹の栽培法によって影響を受ける．茶葉の摘採前20日間，茶葉の上に覆いをかけ日光をさえぎって栽培するとテアニン含量が増加する．そのため玉露，抹茶，碾茶のような覆い茶は煎茶などに比べてテアニンが多くなり濃厚なうま味を呈するようになる．

　苦味，渋味は一般には不快な味であるが，茶では重要な特質である．苦味成分

図 4.5　茶の種類

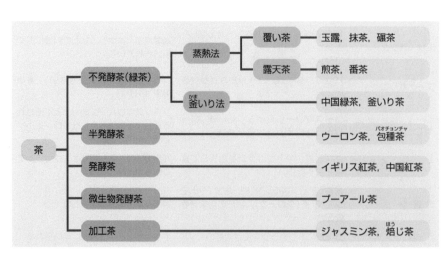

はカフェインで中枢神経興奮，強心，利尿作用がある．渋味は**カテキン類**，特に**エピカテキンガレート**，**エピガロカテキンガレート**によるが，強い渋味成分は化学構造未解明のプロアントシアニジンと考えられている．

緑茶は製造方法により香りや味が異なるだけでなく，茶葉からの浸出条件（温度時間）などによっても異なってくる．うま味成分テアニンを引き出すには50℃程度の低温で，渋味成分のカテキンは80℃以上の高温で抽出されやすい．そのため，うま味の多い玉露は50℃程度で2分間，煎茶は渋味を抑えるため70～80℃で30秒～1分間，香りが特徴のほうじ茶，玄米茶は100℃の熱湯を使用して，香りや渋味を引き出す．

最近，緑茶に含まれるポリフェノール（カテキン類やフラボノールなど）に，抗がん作用，血中コレステロール低下作用，血圧上昇抑制作用，抗酸化作用，抗う蝕作用など多くの生理活性作用が報告され，関心を集めている．

b. 紅茶

紅茶は緑茶のような加熱操作を行わない．茶葉のもつ酵素を十分に働かせてつくるので発酵茶といわれ，緑茶とは色，風味とも根本的に異なったものになる．すなわち，生の茶葉を萎凋[*1]後，揉捻[*2]して細胞を破壊し酵素を働きやすくしてから発酵させる．このときクロロフィルは分解されて緑色は消失するが，新たにカテキン類がポリフェノールオキシダーゼによって酸化され赤色の**テアフラビン**が生成し，さらに発酵が進むと酸化重合して褐色のテアルビジンも生成し紅茶特有の色が生じる．また，この過程で青味臭が取れ，紅茶らしい甘美な芳香も生成する．しかし，ビタミンCは酸化されるので消失する．

c. ウーロン茶（烏龍茶）

おもに中国南部や台湾で生産される．わが国では最近需要が増えてきている．茶葉を日光にさらして萎凋させたのち，室内でも萎凋させる．この間に徐々に酵素が作用して発酵が進行する．紅茶のように葉を揉捻しないので酵素反応はゆるやかである．40～50%発酵させたものを釜いりして発酵を停止させる．ちょうど緑茶と紅茶の中間的なものであるので，半発酵茶といわれる．

B. コーヒー

アカネ科の常緑樹コーヒーノキはチェリーに似た実をつけるので，珈琲チェリーと呼ばれる．この成熟した赤い実から外皮と果肉を除いたあとの種子がコーヒー豆である．

豆の品種は，アラビカ種（*Coffia arabica*）とロブスタ種（正確にはカネフォーラ種の変種 *C. canephora* var. robusta）に大別できる．アラビカ種は，酸味が強く，花のような香りが特徴で，世界の生産量の約7～8割を占め，レギュラーコーヒー[*3]に用いる．一方，ロブスタ種は，苦味が強く，渋味があり，麦茶に似た香ばしい香り

*1 葉の水分を取り除きしおれさせる

*2 葉をよじれさせて細胞を壊し，酸化発酵を促す

*3 レギュラーコーヒー：挽いたコーヒー豆から淹れるコーヒー

が特徴で，生産量の約2〜3割を占め，インスタントコーヒーの原料としてよく用いる。

その土地の気候，風土に合った栽培法がとられ，同じ品種でも生産地によって風味の異なる豆が得られる。アラビカ種では，ブラジル産のサントス，コロンビア産のメデリン，ジャマイカ産のブルーマウンテン，イエメンやエチオピア産のモカ，タンザニア産のキリマンジャロなどの銘柄が有名である。また，グアテマラやコスタリカなど産地名がそのまま銘柄となっている。

コーヒー豆を焙煎し粉砕してコーヒーに用いる。焙煎は原料豆の成分が**アミノカルボニル反応**によって香りや褐変物質を生成するために重要な操作で，焙煎のしかたによってコーヒー特有の風味が変わる。苦味成分は茶と同じく**カフェイン**である。クロロゲン酸などのポリフェノール類が豊富に含まれ，抗酸化性を有している。ビタミン類はニコチン酸以外はほとんど含まれない。

C. ココア（カカオ）

カカオは中南米原産のアオギリ科テオブロマ属の常緑樹で高さ4〜5mにも達する高木である。テオブロマとは「神様の食べ物」という意味があり，昔は王様や貴族など，お金持ちだけの貴重な食べ物だった。花は幹に直接次々に開花し結実する。ラグビーボールのような形の実（長さ15〜30cm）の中に白く甘い果肉に包まれた20〜50個の種子が入っている。この種子（カカオ豆）を約1週間堆積発酵させ，水洗，乾燥すると赤味をおび芳香が出る。次にこのカカオ豆をくだいて，皮と胚芽を除き子葉部を集め（カカオニブ）焙煎する。すりつぶすとドロドロの状態の**カカオマス**となる。このままでは脂肪（ココアバター）が多すぎるので脱脂し，脂肪量20〜25%に調整する。これを粉砕したものが飲用のココア粉末である。ココアは，タンパク質（18.5%），炭水化物（42.4%（糖質18.5%，食物繊維23.9%））を含み，栄養価は高く，また消化もよい。苦味成分はカフェインと類縁のアルカロイドであるテオブロミンで利尿作用，中枢神経興奮作用，気管支拡張作用があり，摂り過ぎには注意が必要である。茶と同様にポリフェノール（エピカテキン，カテキン，クロバミド類，ケルセチン類）を多く含む食品としても注目されている。

D. コーラ飲料

世界中で広く飲用されているコーラ飲料は，コーラ（アオギリ科の高木）の種子から抽出したコーラエキスと，コカノキ（コカノキ科の低木）の葉抽出物（コカインは除去），さらに香料（シナモン，オレンジ，ライム，バニラなど），カフェイン，糖，酸味料（クエン酸など），着色料（カラメル）を添加したのち，二酸化炭素を注入したものである。

問題　嗜好飲料についての記述である．正しいのはどれか．
　　　[平成 24 年度栄養士実力認定試験第 9 回問題 34]
(1) 紅茶の主な呈色成分は，テアフラビンである．
(2) ウーロン茶は，非発酵茶である．
(3) 果実酒は，複発酵酒である．
(4) 清酒のアルコール濃度は，4〜6%である．
(5) 酒類とは，アルコールを 0.5%以上含む嗜好飲料を指す．

5. 油脂食品

5.1 油脂食品の特徴と種類

　油脂は，タンパク質や炭水化物に比べてエネルギーが9 kcal/gと高く，必須脂肪酸であるn−3系やn−6系多価不飽和脂肪酸が含まれているといった栄養的特徴がある．植物油は，ビタミンE（トコフェロール）の供給源としても重要である．調理面では，熱媒体としても優れ，100℃以上に加熱することで，短時間でおいしい料理を作ることができる．高温で調理することで殺菌され，水分量も減少するので，腐敗しにくく保存性の高い食品を作ることもできる．ただし，油脂自体の酸敗（劣化）は，食品劣化の原因となる．油脂を使用することで，なめらかな食感やショートネス（砕けやすさ）を付与することもできる．油脂を乳化することで，嗜好性の高い食品が生まれる．食品工場や大量調理の現場では，作業性を良くするため，離形油として食用油脂が使用されることもある．

　油脂食品は，大きく植物油脂，動物油脂，加工油脂の3つに分けられる（表5.1）．油脂の主成分は，中性脂肪（トリアシルグリセロール）である（図5.1）．中性脂肪は，3分子の脂肪酸が1分子のグリセロールと結合したものであるが，構成する脂肪酸

植物油脂	植物油	乾性油（ヨウ素価130以上）	アマニ油，桐油*，エゴマ油
		半乾性油（ヨウ素価100〜130）	ナタネ油，ゴマ油，トウモロコシ油
		不乾性油（ヨウ素価100以下）	オリーブ油，ツバキ油
	植物脂	パーム油，ココアバター，ヤシ油（ココナッツ油）	
動物油脂	動物油	イワシ油，タラ肝油	
	動物脂	ラード（豚脂），牛脂，バター（乳脂）	
加工油脂	マーガリン，ショートニング，硬化油，エステル交換油，粉末油脂，ドレッシング類		

表5.1　食用油脂の分類
動物油脂を海産動物油と陸産動物脂に分ける場合もある．
*キリユ，キリアブラ，トウユとも呼ぶ

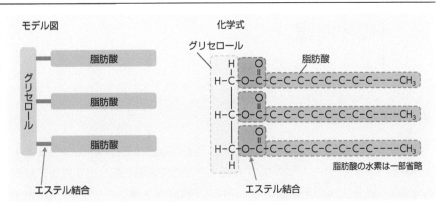

図 5.1 中性脂肪 (トリアシルグリセロール) の化学構造
3つ (トリ) の脂肪酸基 (アシル基) とグリセロールが結合しているのでトリアシルグリセロール

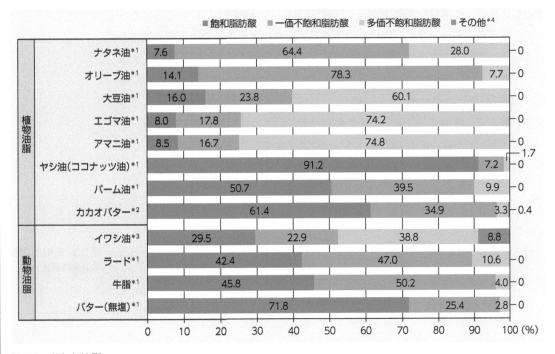

図 5.2 おもな油脂食品の脂肪酸組成の割合

*1 日本食品標準成分表 2020 脂肪酸成分表
*2 食品機能学脂質, 和田俊ほか, 丸善 (2012)
*3 油脂の特性と応用, 戸谷洋一郎編, 幸書房 (2012)
*4 未同定脂肪酸を含む

の種類によって，栄養的だけでなく物理・化学的な特徴が左右される．おもな油脂食品の脂肪酸組成を図5.2に示した．飽和脂肪酸を多く含む油脂は，室温で固体であるものが多く，一般に脂と呼び，不飽和脂肪酸を多く含む油脂は液状であり，油と呼び分ける場合がある．不飽和度の指標である**ヨウ素価**によって，**乾性油**(130以上)，**半乾性油**(100 ~ 130)，**不乾性油**(100以下)に分けられる (表5.1).

5.2 植物油脂

A. 植物油脂の製造

　植物油脂の製造法には，**圧搾法**，**抽出法**，**圧抽法**などがある（図5.3）．圧搾法は，油分の多い原料（オリーブ，ゴマなど）に圧力をかけて油脂を搾り出す方法である．抽出法は，油分20%以下の原料で，圧搾法では油脂を搾ることができない大豆や米ぬかなどで利用される方法である．有機溶媒である**ヘキサン**を加えて油分を抽出した後に，ヘキサンを除去する．圧搾法では，油分を完全に搾ることはできない．圧搾法で油分を搾った後に，抽出法を組み合わせることで効率良く油脂を得ることができる．ナタネ油などの製造によく用いられる．搾油した油脂（原油）は，①脱ガム（リン脂質などの除去）→②脱酸（遊離脂肪酸の除去）→③脱色（色素成分の除去）→④脱臭（臭い成分の除去）という精製工程を経て，不純物が取り除かれる．サラダ油を製造する際には，低温で濁りや曇りがでないように，脱臭の前に**ウィンタリング**（脱ロウ）を行うこともある．オリーブオイルやゴマ油などでは圧搾したのち，風味を残すため精製を行わない場合がある．

B. 植物油脂の種類と特徴

a. サラダ油

　サラダ油は，ドレッシングなど生食用に作られた油である．低温でも沈殿や白

図5.3　一般的な植物油脂の製造方法

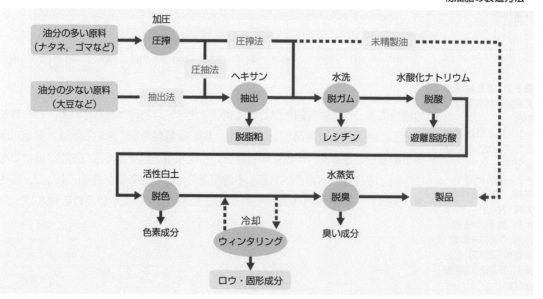

濁しないよう，必要に応じてウィンタリングという精製を行っている．加熱調理用の油は，天ぷら油と呼ばれていたが，現在はほとんど流通していない．

b. 調合油

2種類以上の油脂を混合したものが調合油である．調合することで，より風味の優れた油を得ることができる．生食用にも使用できる調合油を，調合サラダ油と呼ぶ．大豆油とナタネ油の調合サラダ油は，安価で汎用性が高く，風味も比較的優れているため，調理油として広く流通している．

c. 大豆油

大豆の種子から得られる油で，油分が低いため抽出法により搾油される．代表的な植物油の一つである．**リノール酸**を最も多く含み，そのほかにオレイン酸やα-リノレン酸も含まれている．α-トコフェロール（ビタミンE）を多く含み，コクのある風味が特徴である．

d. ナタネ油（キャノーラ油）

アブラナ(ナタネ)の種子から得られる油で，油分が高いため一般に圧抽法によって搾油される．旧品種（工業用）に多く含まれているエルカ酸（C22：1）を低減し，食用として新しくカナダで開発された品種がキャノーラである．国内で食用油として流通しているナタネ油のほとんどは，キャノーラ種である．大豆油とならび，国内外で多く利用されている油である．**オレイン酸**を最も多く含み，α-リノレン酸も比較的多く含むのが特徴である．飽和脂肪酸量は，植物油の中でも特に少ない．加熱に強く，あっさりとした風味が特徴である．

e. トウモロコシ油

トウモロコシの胚芽部分から，圧抽法により搾油した油である．**リノール酸**を最も多く含み，次いでオレイン酸を多く含んでいる．α-リノレン酸は，ほとんど含まない．α-トコフェロール(ビタミンE)も多く含んでいる．独特の風味をもち，劣化しにくいことからフライ食品などとの相性がよい．

f. 米油（米ぬか油）

玄米を精米する際に副産物として発生する米ぬかを原料にした油である．オレイン酸とリノール酸を多く含む．淡泊な風味であり，加熱に強く劣化しにくいのが特徴である．米菓などとの相性がよい．

g. サフラワー油（紅花油）

ベニバナの種子から搾油して得られる．リノール酸を多く含んでいることで利用が広まったが，近年は高オレイン酸タイプのものが主流である．高オレイン酸タイプは，加熱に強く劣化しにくい．風味は，さっぱりとして，くせがないのが特徴である．

h. ゴマ油

ゴマの種子を圧搾して得られる油である．種子を焙煎することで，茶色に着色

し，香ばしい特有の風味を持った油を作ることができる．香味油として日本料理や中国料理などで使用される．未焙煎のゴマ油（ゴマサラダ油）は，淡泊でくせがなく，素材の味を生かすことから最高級のサラダ油とされる．リノール酸とオレイン酸を多く含んでいる．ゴマ油中には，**ゴマリグナン**とも呼ばれる**セサモール**や**セサミノール**といった抗酸化成分が含まれているため，ゴマ油は加熱に強く劣化しにくい．

i. オリーブ油

オリーブの果肉部分から得られる油である．搾油や精製の違いにより，種類が分かれている．オリーブ果実を圧搾し，精製をしないものをバージンオリーブオイルと呼び，高級なオリーブ油として利用される．特に新鮮な実から得られたオリーブ油（遊離脂肪酸が少ない油，酸度1未満）は，エキストラバージンオリーブオイルと呼ばれる．風味豊かなバージンオリーブ油は，調味料的に使用されることが多い．酸度が高く品質の低いオリーブ油は，精製工程を経て精製オリーブ油となる．精製オリーブ油は，バージンオリーブ油と混合されピュアオリーブ油となる．精製によりオリーブ油本来の風味は失われるため，ピュアオリーブ油はあっさりとした風味である．オレイン酸を多く含み，未精製のオリーブ油には，ポリフェノールが含まれる．多価不飽和脂肪酸は少ないこともあり，酸化安定性は高い．

j. パーム油，パーム核油

パーム油はアブラヤシ（パーム）の果実部分から得られる油脂である．炭素数16のパルミチン酸などの飽和脂肪酸を多く含んでいるので，常温では固形状である．酸化安定性が高いため，即席麺やポテトチップスなどの加工食品に多く使用される．安価でもあることから，世界で最も多く生産されている油脂である．固形状のため家庭用としてはほとんど使用されていない．種子部分（核）から得られたものがパーム核油である．パーム核油は，ラウリン酸（C12：0）が多いのが特徴で，風味は，さっぱりとしている．

k. カカオバター

カカオ樹の果実であるカカオ豆から得られた油脂である．チョコレート原料として用いられる．常温では固形状であるが，体温付近で素早く融解するという特徴を持つので，チョコレートの原料には欠かせない油脂である．高価な油脂であることから，よく似た物性の調合油脂やエステル交換油が，代替油脂として使用されることがある．

l. ヤシ油（ココナッツ油）

ココヤシの実から得られる，常温で固形状の油脂である．飽和脂肪酸，特に**ラウリン酸**（C12：0）を多く含んでいる．中鎖脂肪酸も15%程度含まれているのが特徴であり，近年その機能性が注目を集めている．精製度合によるが，ココナッツ特有の風味がわずかに残っている．お菓子などの加工食品に多く使用される．

m. エゴマ油（シソ油）

シソ科であるエゴマの種子から得られる油である．健康性が注目されている α-リノレン酸を多く含むことが特徴である．酸化しやすいため，加熱調理には向かない．また，保存方法にも注意を要する．

n. アマニ油（亜麻仁油）

アマという1年草の種子から得られる油である．乾性油であることから，インクや塗料などの原料として広く利用されている．エゴマ油と同様にα-リノレン酸を多く含んでいることから，近年，食用油として注目され始めた．酸化しやすいことから，揚げ物など長時間の加熱調理には不向きである．そのため，他の植物油と調合されたり，生食用や炒め物用の料理油として使用されたりする．

o. その他

落花生油は，特有の風味をもち中国料理などで使用される．国内での消費は少ない．ヒマワリの種子から採れる**ヒマワリ油**は高リノール酸タイプと高オレイン酸タイプがある．綿を採った後の綿花種子から**綿実油**が得られる．独特のコクと風味をもつことから，高級サラダ油として西洋料理などに使用されることが多い．

5.3 │ 動物油脂

A 動物油脂の製造

動物油脂は，おもに湿式法と呼ばれる方法により採脂される．脂身を蒸気によって加熱し，油脂を溶出させた後，遠心分離機によって油分を得る．脱酸，脱色および脱臭などの精製工程を経て製品化される．魚油では，加熱した後に，圧搾機にかけて原油を得る場合もある．

B. 動物油脂の種類と特徴

a. 豚脂（ラード）

豚の脂身から採取した油脂であり，常温で固体である．牛脂と比べて融点は低く，比較的口どけは良い．リノール酸を多く含むため酸化しやすい．そのため，ラードには，ビタミンEが添加されることが多い．あっさりした風味で，中国料理によく用いられる．マーガリンやショートニングの原料などにも使用される．

b. 牛脂（タロー，ヘッド）

飽和脂肪酸を多く含むため，常温で固体である．融点は高く口どけがよくないため，温かい料理に適する．カレールーの原料やフライドポテト用のフライ油な

どに使用される.

c. 魚油

　魚油は，イワシやタラの肝臓から得られる油脂である．イコサペンタエン酸(IPA)やドコサヘキサエン酸(DHA)を含んでいるのが特徴である．酸化されやすいので，保存性はよくない．そのため，水素添加処理によって硬化油にされ，マーガリンやショートニングの原料として使用されてきた．近年，イワシなど原料となる魚が採れなくなっており，魚油の生産量は大幅に減少している.

5.4　加工油脂

a. 硬化油

　密閉容器中でニッケルなどの金属触媒とともに水素ガスを加え，加圧加温することで，不飽和結合（二重結合）に水素を付加し，飽和結合へと変換する反応を**水素添加**と呼ぶ（図5.4）．不飽和脂肪酸を多く含む液状の油に水素添加処理を行い，固形化した油脂が硬化油である．水素添加の程度を調節することで，目的とする硬さ（融点）をもった油脂を得ることができる（部分水素添加油脂）．マーガリンやショートニングの原料として用いられる．水素添加により，特有の香りが付与され，酸化や加熱安定性が向上するため，フライ油などにも用いられる．水素添加の副反応により，一部の不飽和脂肪酸は，トランス型の二重結合を持った**トランス脂肪酸**へと変換される．トランス脂肪酸は，過剰に摂取すると動脈硬化症のリ

図 5.4　水素添加による硬化油の製造

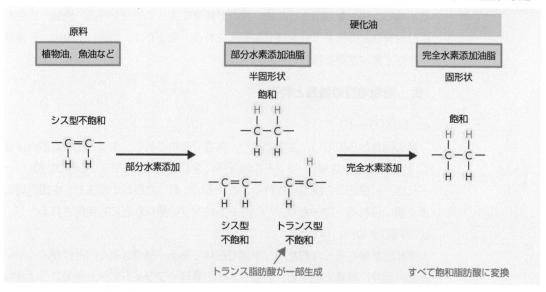

スクが増加することが知られている.

b.　マーガリン類

バターの代用品として開発されたものが，マーガリンである．動植物油脂や硬化油が主原料である．水，食塩，乳化剤，着色料，粉乳などを加えて乳化し，練り合わせたものである．**油中水滴型**（W／O型）の乳化食品である．油分が80％以上のものはマーガリン，80％未満のものは**ファットスプレット**と分類される．近年は，油分の低いものが好まれ，家庭用ではファットスプレットが主流となっている．

c.　ショートニング

ショートニングは，ラードの代用品として開発された．お菓子やパンなどに使用し，サクサクとした食感などを出すために用いられる．代表的なショートニングは，固形状の動植物油脂または硬化油のみを原料にして，窒素ガスを混入して，冷却しながら練って製造したものである．フライ油やアイスクリームの原料として用いられることもある．

d.　エステル交換油

触媒や酵素を利用してトリアシルグリセロール中の構成脂肪酸を交換することができる（図5.5）．この反応（**エステル交換**）を利用して，目的とする融点や可塑性（変形させたときに変形したままになる性質のこと）などをもたせたものがエステル交換油である．物理的な特性は，分子内の構成脂肪酸の組み合わせによって大きく変化する．たとえば，中鎖脂肪酸を3つ構成脂肪酸とするトリアシルグリセロールは，発煙点が低いので加熱調理に適さない．一般的な植物油と単純に混合するだけでは，発煙点はほとんど変わらないが，エステル交換を行うことで，発煙点は大幅

図5.5　エステル交換油による調理適性の向上（モデル図）

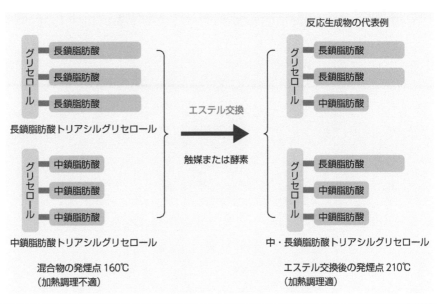

反応生成物の代表例

長鎖脂肪酸トリアシルグリセロール

中鎖脂肪酸トリアシルグリセロール

エステル交換

触媒または酵素

中・長鎖脂肪酸トリアシルグリセロール

混合物の発煙点 160℃
（加熱調理不適）

エステル交換後の発煙点 210℃
（加熱調理適）

に改善され，加熱調理に使用できるようになる．このような技術は，**中鎖脂肪酸**を含んだ調理油やチョコレート用の油脂の製造に利用されている．

e．粉末油脂

粉末油脂は，油脂をタンパク質や糖質で包み込んだ粉末状の油脂である．原料を混合し，乳化した後，スプレードライヤーなどの設備を用いて粉末状にする．ケーキミックス粉など，粉末状の食品に利用される．また，フライ製品，お菓子などの食感を向上させるためにも使用される．

f．ドレッシング類

ドレッシングとは，植物油脂と食酢または柑橘類果汁に食塩，砂糖類，香辛料などを加えて，水中油滴型（O/W型）に乳化した調味料である．半固体状，乳化液状および分離液状ドレッシングの3タイプがある．油脂を加えないものは，ドレッシングタイプ調味料に分類される．

半固体状ドレッシングの中には，**マヨネーズ**が含まれる．マヨネーズは，植物油脂を65%以上含み，卵黄または全卵と食酢または柑橘類果汁を必須の原材料として作られる水中油滴型の調味料である．

問題 油脂中の脂肪酸についての記述である．正しいのはどれか．
　　　[平成 27 年度栄養士実力認定試験第 12 回問題 27]

(1) 炭素数 20 のアラキドン酸は，植物油に存在する必須脂肪酸である．
(2) オレイン酸は，動植物油脂に広く存在する 1 価の不飽和脂肪酸である．
(3) α–リノレン酸は，オリーブ油やヤシ油に多く含まれる必須脂肪酸である．
(4) 大豆油などの植物油に含まれる EPA*や DHA は，必須脂肪酸である．
(5) 炭素数 16 のパルミチン酸は，魚油などに含まれる多価不飽和脂肪酸である．

* 　EPA ＝ IPA

---

6. 発酵食品（微生物利用食品）

6.1 微生物と人間の協同作業で生み出される発酵食品

　細菌，酵母，カビのような微生物は，自らの成長と増殖のための代謝を行う際に，食材中のタンパク質，炭水化物，脂質を分解し，新たな成分を作り出す．微生物の代謝により作られた新たな成分が人の生活に有用な場合を発酵という．ビールや清酒，味噌や醤油，チーズやヨーグルトは，微生物による発酵に，人為的な工程が加わって作られる代表的な発酵食品である．すなわち，発酵食品とは，微生物と人間が協同して生み出した食品である．

　地球上の微生物の誕生は35億年前とされるが，人類が微生物の存在を発見したのは，17世紀レーウェンフックによる顕微鏡の発見からである．一方，ビールづくりの最古の証拠は，微生物の発見より遥かに遠い紀元前4200年代の碑文に記された自然発酵ビールの記録であり，すでに紀元前8000年からビールがつくられていたと推定されている．すなわち，私たち人類は微生物の存在を知らない時代から微生物を利用して，発酵食品を経験的に生み出し，日常的に摂取してきたことになる．

6.2 発酵食品の有用性

　発酵食品は，人類が食材の保存方法を探る過程で偶然に製造が始まったと考えられ，以下のような有用性がある．

①一般的に発酵食品は常温での保存性が高く，食材の栄養成分を保ったまま長期保存することが可能である．

②本来の食材がもつ栄養成分以外の新たな栄養成分を含有しており，栄養価が高い．

③ヒトの消化酵素では消化され難い成分が微生物の働きによりあらかじめ分解されているため，ヒトが摂取した時に消化・吸収が容易である．

④独特な香りや味をもつとともに本来の食材がもつ食感よりまろやかな食品に生まれ変わることで人の食欲を増進させる．

　以上のように，発酵食品は人類の食料と栄養の供給に大きく貢献している．

6.3　発酵食品の製造にかかわる微生物

　地球上に存在する微生物はそれぞれ独特の代謝経路をもっており，図6.1に示しているように発酵食品ができるまでには，1種類のみ，または複数の微生物が関与する．円が重なっている部分に描いてある発酵食品は2種類，または3種類の微生物が関与することを示す．

A.　細菌

　エチルアルコールを酸化して酢酸を生成する酢酸菌 (*Acetobacter aceti*) は食酢の製

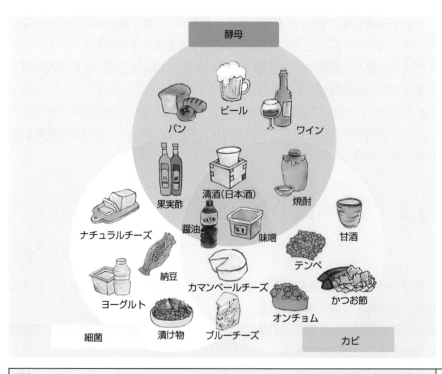

図 6.1　発酵食品の製造にかかわる微生物
［参考：独立行政法人科学技術振興機構，Science Window，2007年6月号，p.8，イラスト：イダヨル］

造に，糖類を発酵して乳酸を生成する乳酸菌（*Lactobacillus delbruekii*など）はヨーグルトなどの発酵乳の製造に，アミラーゼおよびプロテアーゼ活性を持つ納豆菌（*Bacillus natto*）は納豆の製造に利用される．

B. 酵母

　酵母はビールや清酒などのアルコール飲料をはじめ，パンと味噌や醤油などの醸造（じょうぞう）食品の製造に利用される．糖を分解してアルコールを合成するアルコール発酵能力が高い出芽酵母（*Saccharomyces cerevisiae*）はビールや清酒などのアルコール飲料の醸造とパンの製造に，アルコール発酵能力は高くないが，高濃度の塩分（22%）でも生育が可能な耐塩性酵母である*Zygosaccharomyces rouxii*は，醤油の製造に利用される．

C. カビ

　日本麹菌（こうじきん）や黄麹菌と呼ばれる*Aspergillus oryzae*はデンプンとタンパク質の分解能力が高く，清酒，味噌，醤油，味りんの製造に，*A. sojae*は醤油の製造に，*A. glaucus*はかつお節の製造に，*A. awamori*は沖縄の泡盛焼酎（あわもりしょうちゅう）の醸造に利用される．また，*Penicillium roqueforti*は青カビの一種でブルーチーズの製造に，*Rhizopus oligosporus*はテンペ菌とも呼ばれインドネシア発祥の無塩発酵ダイズ食品であるテンペの製造に利用される．

6.4 アルコール飲料

　世界にはさまざまなアルコール飲料があり，日本ではアルコール度数が1%以上の飲料を酒類としている．表6.1に示しているようにアルコール飲料はその醸造法により大きく3つに分類され，酵母のアルコール発酵による醸造酒と，醸造酒をさらに蒸留してアルコール度数を高くした蒸留酒と，醸造酒や蒸留酒に果実，甘味料，植物，薬草，香辛料，香料などを加えた混成酒がある．

A. 醸造酒

　醸造酒の場合，アルコール発酵の前に，穀類デンプンを酵母が利用できる糖類に変えておかなければない．この工程を糖化という．糖化の方法には，大麦の麦芽（ばくが）酵素を利用したビール醸造の方法と，カビの酵素を利用した清酒醸造（せいしゅ）の方法がある．ワイン醸造の原料であるブドウには最初から糖が存在するので，直接アルコール発酵が可能である．

醸造法			アルコール飲料	原料	関係する微生物	アルコール濃度（%）
醸造酒	搾り汁より直接発酵		ワイン	ブドウ果汁	ブドウ酒酵母	< 14
	穀物を糖化した後発酵	カビによる糖化	清酒	うるち米，米麹，水	麹菌，清酒酵母	15 〜 20
			紹興酒	もち米，酒薬，水	ケカビ，酵母	10
		麦芽による糖化	ビール	大麦，ホップ，水	酵母	4 〜 8
蒸留酒	果実酒を蒸留		ブランデー			40 〜 45
	麦芽発酵液を蒸留		ウイスキー			37 〜 45
	カビにより糖化した発酵液を蒸留		焼酎，泡盛，高粱酒			20 〜 45
混成酒	原料のアルコールに果実，甘味料，植物，薬草，香辛料，香料を添加		リキュール，梅酒，シェリー酒，屠蘇酒など	醸造酒，蒸留酒		< 25

表 6.1　アルコール飲料の醸造法による分類

a.　ビール

　ビールは世界中で最も生産量が多いアルコール飲料である．ビール醸造は，大麦を糖化した後，発酵する2段階工程で行う．ビールの種類は使われる酵母の種類により，**上面発酵ビール**（酵母が発酵中に液面に上がってくる，*Saccharomyces cerevisiae*）と**下面発酵ビール**（酵母が発酵槽の底に沈降する，*S. carlsbergensis*）がある．代表的な上面発酵ビールがイギリスのエール（ale），スタウト（staut）であるが，現在日本をはじめ世界中で多く飲まれているのは，下面発酵させてから貯蔵・熟成させたラガー（lager）ビールである．また，ビールの色の濃さから濃色ビールと淡色ビールに分類される．

（1）ビールの醸造工程

①ビールの醸造は大麦が発芽したとき，アミラーゼ活性が高くなる特徴を利用している．大麦を発芽させた麦芽を製造する．

②乾燥した麦芽に温水を加えて麦芽汁を製造する．麦芽汁中でアミラーゼの作用により，デンプンがマルトースやグルコースに糖化され，酵母が利用できるようになる．

③糖化後，**ホップ**（セイヨウカラハナソウの毬花）を加えて煮沸することでビール特有の苦味と芳香をつける．

④発酵槽の中で酵母によるアルコール発酵を行い，さらに熟成させる．

⑤熟成後に生成する炭酸ガスを加圧下でビール中に飽和させ瓶詰めする．

b.　清酒（日本酒）

　清酒は，米を主原料として麹菌，細菌，酵母を用いた発酵により作られる日本独特のアルコール飲料であり，縄文時代後期から各地で特徴のある清酒の醸造が行われ，現在でも8,000種類以上の銘酒がある．現在，ほとんどの醸造所ではそれぞれの工程は機械化されているが，昔はすべて手作業だったため，酒を大量につくるのは重労働であった．図6.2に清酒の醸造工程を示した．清酒の醸造は日

ホップ

　　　　　　　　　　　　　　　　　6.　発酵食品（微生物利用食品）

図6.2　清酒の醸造工程

[写真提供：片山酒造株式会社]

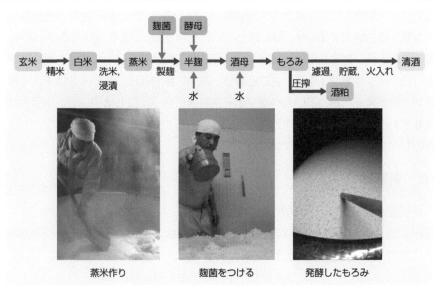

蒸米作り　　　　　麹菌をつける　　　　発酵したもろみ

本の巧みな発酵技術の粋を集めたものであるといえる.

(1) 清酒の醸造工程

①精米：米のまわりを削り，タンパク質や脂肪を除去した米の芯（芯白）を得る.

②蒸米：精米を洗い，蒸気で蒸すことで米のデンプンをα化（糊化）して麹菌と酵母に利用されやすいようにする.「むしまい」ともいう.

③製麹：麹菌（*Aspergillus oryzae*）を用いたデンプンの糖化により麹を作る工程である.

④酒母（酛）：麹菌によるデンプンの糖化産物からアルコール発酵を行う酵母の純粋培養液を作る工程である. 清酒をつくる酵母は *Saccharomyces cerevisiae* と呼ばれ，酸素のない嫌気的な状態でアルコール発酵する.

⑤もろみ：醸造に最適の酵母の純粋培養液である酒母をもろみタンク（昔は桶）に入れ，そこに水，蒸米，麹を3回に分けて仕込む. 一度にたくさんの蒸米や麹を酒母に加えると，酵母密度が小さくなってしまい，醸造に有害な雑菌が活動する危険性があるので3回に分けて仕込む.

⑥圧搾：発酵の終わったもろみを搾って酒と酒粕に分ける.

⑦火入れ：前工程の圧搾は酒袋で搾るので，小さな酵母や麹菌の菌糸の細かいものは新酒に混入してくる. そのため，62〜65℃で火入れし，加熱殺菌する.

⑧貯蔵：火入れの終わった酒は約半年間タンクの中で熟成され，さらに不溶物を濾過してもう一度火入れ殺菌して瓶詰めされる.

c. ワイン

ワインはブドウなどの果実を原料とし，酵母（*Saccharomyces ellipsoids*, *S. cerevisiae*）のアルコール発酵により醸造される. ブドウにはフルクトースやグルコースなどの発酵性の糖類が最初から含まれているので糖化工程の要らない単発酵で作られ

る．ワインの保存には**亜硫酸**（ピロ亜硫酸カリウム）の添加が必須であり，亜硫酸には有害な微生物の増殖抑制，酸化防止，果皮色素の抽出促進作用があるが，近年，亜硫酸の人体に対する毒性が指摘され，亜硫酸の無添加ワインの醸造も増えている．白ワインは辛口，中口，甘口とあり，おもに魚料理に，赤ワインは辛口で酸味や渋味が強く，油っこい肉料理やチーズ料理に合う．ロゼは中口で，中間的な風味がある．二酸化炭素を含む発泡性ワインとしてフランスのシャンパン，ドイツのゼクト，スペインのカヴァなどがある．

B. 蒸留酒

　蒸留酒は，アルコール発酵した醸造酒を蒸留によってアルコール濃度を20〜50％に高めたアルコール飲料で，エキス分は少なく淡白であるが，原料や蒸留法により特有の香りをもっている．ブランデー，ウイスキー，焼酎，泡盛，高 粱（モロコシ）酒，ジン，ウォッカ，ラム，テキーラなどがある．

a. ブランデー

　ワインなどの果実酒を蒸留したもので，フランスのコニャックが有名である．コニャックはブドウ果汁を酵母発酵させた後，アルコール70％まで蒸留し，楢（オーク）材の樽に入れ10年以上熟成するとまろやかな香味が出る．熟成後アルコール40％までにブレンドし，完成させる．ブランデーはステーキなど肉料理のフランベ*にも使われるほか，洋菓子材料として風味付けに用いられることもある．コニャック以外にリンゴから作ったアップルブランデーやサクランボから作ったチェリーブランデーなどがある．

* 調理の最後にアルコール度数の高い酒を入れ，アルコール分は飛ばし香り付けをする調理法

b. ウイスキー

　大麦，ライ麦，トウモロコシなどの穀物を麦芽で糖化後，酵母発酵させ，さらに蒸留し樽に入れ熟成して作る．アルコール濃度は37〜45％であり，大麦麦芽のみを原料としたのがモルトウイスキーで，トウモロコシ，ライ麦の麦芽を原料としたのがグレインウイスキーである．原産地により分類するとスコッチ，アイリッシュ，ウェルシュ，アメリカン，バーボン，テネシーなどのウイスキーがある．

c. 焼 酎

　米，麦，イモ，糖蜜，酒粕などを原料に酵母発酵させてから蒸留して作る蒸留酒で，蒸留の方法により甲類と乙類がある．焼酎甲類は，原料として糖蜜を酵母発酵させ，連続式蒸留機で純粋なアルコールまで蒸留し，アルコール濃度20〜35％になるように水で薄めたものである．焼酎乙類は，米，麦などを原料とし，単式蒸留機で蒸留し，アルコール濃度20〜45％にしたものである．原料の違いにより，米焼酎，麦焼酎，芋焼酎，泡盛などと呼ぶ．

C. 混成酒

混成酒は，醸造酒や蒸留酒，原料のアルコールに果実，甘味料，植物，薬草，香辛料，香料などを加えた酒のことであり，リキュール，梅酒，シェリー酒，味りん，屠蘇酒などが含まれる．リキュールは，アルコール飲料として飲むこともあるが，多くはカクテルの材料や菓子の風味付けなどに利用している．

6.5 発酵調味料

味噌，醤油，味りん，食酢は発酵調味料であり，特に，味噌，醤油，味りんは日本の伝統的な調味料である．味噌と醤油は蒸した大豆を穀類に生やしたカビ（麹菌）で分解させたもので，10世紀の初めころに未醤（みしょう）と呼んだ．どろどろとしたもろみの未醤から味噌がうまれ，汁液から醤油ができた．味噌と醤油の共通点は，分解されにくい大豆や小麦のタンパク質を，麹菌のプロテアーゼで分解し，うま味をもつグルタミン酸や低分子のペプチドに変える点，また，高い塩濃度（18～20%）にすることによって，耐塩性の酵母や乳酸菌がよい香りやほのかな酸味を作り出す点にある．さらに醤油では殺菌工程である火入れの過程で，コクのある色合い，優雅な香り，深い味を醸し出し，さらにおいしさが増す点は特徴的である．

A. 味噌

味噌は大豆単独あるいは大豆，米，麦に食塩をまぜ麹菌で発酵，熟成させた調味料の一種である．自分で自分をほめることを「手前味噌」というが，これは自分の家でつくった味噌の味をほめることからうまれたといわれている．日本では，各家庭で独自の味噌を製造していたことから，さまざまな種類の味噌の存在がうかがえる（表6.2）．実際に，江戸味噌，信州味噌，仙台味噌，佐渡味噌，名古屋味噌など日本全国的に特徴のある味噌が作られている．味噌を利用した食べ物には次のような特徴がある．①魚の生臭さを消す（例：鯖の味噌煮），②コクをプラスする（例：味噌田楽），③おいしい香りがする（例：味噌汁），④油と相性がよい（例：ナスの味噌炒め），⑤食品を長持ちさせる（例：肉の味噌漬け，サワラの西京漬け）．

(1) 味噌の醸造工程

①米味噌や麦味噌は，蒸してつぶした大豆に米麹（蒸した米に麹を生やしたもの）または麦麹（蒸した大麦に麹を生やしたもの），塩，種水（たねみず）（殺菌した水で発酵を促進する微生物を添加することもある）を混ぜ，発酵・熟成させる．

種類	麹	菌	通称	エネルギー (kcal)	水分 (g)	タンパク質[*1] (g)	炭水化物[*2] (g)	食塩相当量 (g)	産地など
米味噌	米麹	Aspergillus oryzae	甘味噌	206	42.6	8.7	33.3	6.1	京都白味噌, 讃岐白味噌
			淡色辛味噌	182	45.4	11.1	18.5	12.4	信州味噌
			赤色辛味噌	178	45.7	11.3	18.9	13.0	仙台味噌, 越後味噌
麦味噌	麦麹	A. oryzae		184	44.0	8.1	25.5	10.7	福岡味噌, 熊本味噌, 栃木味噌
豆味噌	豆麹	A. sojae, A. oryzae, A. tamarii		207	44.9	14.8	10.7	10.9	溜味噌, 八丁味噌

表 6.2　味噌の種類と成分（可食部 100 g あたりの量）
*1　アミノ酸組成によるタンパク質, *2 差引き法による利用可能炭水化物
［文部科学省，日本食品標準成分表 2020 年版（八訂）］

②豆味噌は大豆を蒸し，味噌玉をつくり，そこに種麹と香煎（大麦を炒って粉にしたもの）を加えて製麹したものに塩を加えてつぶし，種水を混ぜて樽に仕込み，重しをして熟成させる．熟成期間は 1 〜 2 年間と長いが，その間に乳酸菌や酵母菌が働き，おいしい味噌ができあがる．

B.　醤油

醤油は大豆から作られる発酵調味料である．醤油にも味噌と同様にいろいろな種類があるが，醤油の日本農林規格では，濃口醤油，淡口醤油，溜り醤油，再仕込み醤油，白醤油の 5 種類に分けている．一般的に関西では淡口醤油，関東では濃口醤油といわれているが，全国で生産される醤油の 85%は濃口醤油で，ふつう醤油というと濃口醤油のことをいう．一方，愛知，岐阜，三重のいわゆる東海 3 県では味噌も豆味噌をよく使うように，醤油も原材料が大豆の割合が大きい溜り醤油の生産が他の地域に比べると高くなっている．最近では，高血圧・腎臓病などの生活習慣病の予防のため，約 50%減塩した醤油が販売されている．

(1) 醤油の醸造工程

原料の丸大豆を洗って水に浸し加圧蒸気釜で煮沸する．小麦は炒ってローラーで砕き，蒸した大豆と混ぜ，これに種麹を植え，麹室または通風製麹機で麹を生やす．麹菌の生えた大豆と小麦が混ざったもの（麹）をタンクに入れ，濃い塩水（16 〜 19%）を加えて撹拌・仕込みをして半年間発酵・熟成させる．このように，醤油もろみでは高い食塩濃度，発酵タンクの中の嫌気性，乳酸菌による pH の低下などの条件の中で，麹菌（Aspergillus oryzae または A. sojae），乳酸菌（Tetragenococcus halophilus），酵母（Zygosaccharomyces rouxii, Candida versatilis）がその役割を巧みなバランスで果たすことにより独特な味をもつ醤油が誕生する．

C.　味りん

味りん（味醂）は戦国時代から作られ，日本料理によく使われる調味料である．当時でも味りんは甘味の強い飲み物として，現代風にいえば健康飲料として飲用

されていたようである．味りんの製造法は，うるち米（酒の醸造に使う米）に麹菌を生やしたものと，もち米を蒸して冷やしたものを混ぜ，そこに40%程度の焼酎を加えて30℃で40〜60日間熟成させたものを搾り，濾過して作る．醸造では米が麹菌により糖に分解されるのと同時に，酵母によりアルコールに変化するが，味りんの場合は焼酎の添加によりアルコール濃度が高いため酵母が発育せず，もっぱら麹菌によるデンプンの分解が優先するので，糖分は45%程度まで高くなり，アルコール濃度は14%程度まで低くなる．

　味りんは調味料のほかに正月の屠蘇酒，薬味酒などとしても利用している．味りんを使った料理のおもな調理効果は次のようなものがある．①甘味の主体がグルコースなのでまろやかになる，②グルコースにより，煮物，焼き物をした時，照りとつやがよくなる，③含まれるアルコールと微量の香味成分が肉や魚の臭みを消す，④含まれる微量アミノ酸が全体に塩味と酸味を調和して隠し味となる．

D. 食酢

　食酢は酢酸菌（*Acetobacter aceti*）によるエタノールの酸化によって生じる酢酸を主成分とする調味料であり，醸造酢，合成酢，黒酢がある．酢酸菌は土壌，空気中，果実に普遍的に広く存在している微生物である．フランス語で酢のことをビネーグル（vinaigre）というが，これはワイン（vin）が酸っぱい（aigre）という意味で，ワインを貯蔵している間に，空気中に浮遊している酢酸菌がワインに混入・増殖し，酢酸（つまりワインビネガー）に変えてしまったということである．醸造酢には，その材料によって米酢（米を利用），穀物酢（米やその他穀物を利用），醸造酢（酒粕を利用），果実酢（果実のジュース利用）などがある．

　食酢の酸味の主成分は酢酸であるが，その他にクエン酸，コハク酸なども酸味に関与する．また，食酢の香りは酢酸を中心にアミノ酸，糖類および各種有機酸などが総合的に作用し，特徴のある風味を作り出している．食酢には食欲増進効果や殺菌・防腐力があり，日本人の食生活に広く使われている．人の味覚は加齢とともに変化して60歳くらいから急速に衰えるが，酸味に対する味覚だけは比較的維持されるといわれている．したがって，高齢者の食事を考えた場合，塩分を控える一方で酸味で味をつけるほうが健康的であるかもしれない．

6.6　発酵乳製品

　発酵乳製品の中にはチーズ，ヨーグルト，乳酸菌飲料が含まれる．発酵乳製品が日本に普及したのは，第二次世界大戦後であり，日本での歴史は浅いが，最近

は日本人に不足しているカルシウムの供給源や健康飲料としてその消費は伸びている．発酵乳製品は，いずれも哺乳動物，特に牛や羊の生乳を材料として，おもに乳酸菌による乳酸発酵で製造する．

乳酸菌には，乳酸のみをつくる菌（ホモ乳酸発酵菌）のほか，乳酸とエタノールをつくる菌（ヘテロ乳酸発酵菌）がある．実際の乳製品を製造するときは，ホモ発酵菌，ヘテロ発酵菌，球菌，桿菌などを組み合わせて，生成される独特な風味や酸味をもつよう工夫している．特に，発酵乳はラクトース（乳糖）が分解されているので，乳糖不耐症の人が飲んでも問題が少ない利点がある．また，近年，発酵食品を摂取することで腸内細菌叢を改善できるとする**プロバイオティクス**の概念が提唱され，ヨーグルトなどの発酵乳製品が特定保健用食品として注目を集めている．

A. チーズ

チーズは，ナチュラルチーズとプロセスチーズに分類される．ナチュラルチーズは**乳酸菌**（*Streptococcus lactis*など）または**カビ**（*Penicilillium camemberti*など）で乳を発酵し，レンネットを加え凝固させたものと，それをさらに熟成させたものがある．プロセスチーズは数種類のナチュラルチーズをブレンド，粉砕し，調味料，色素，香料，保存料などを加えて成型したもので，保存性が高い．本来のチーズはナチュラルチーズを意味しており，世界中につくった土地の名前のついたチーズが生産されている．乳製品の歴史の浅い日本では乳を発酵させてつくるナチュラルチーズはあまり普及せず，プロセスチーズが製造されてきた．チーズには牛乳の栄養素が濃縮され，またそのタンパク質は微生物によって分解されており，ヒトの消化酵素に消化されやすくなっている．

B. ヨーグルト

日本でヨーグルトは規格基準や規約では乳製品の発酵乳に分類され，無脂乳固形分8％以上を含み，3％以上の乳酸菌飲料とは区別される．新鮮な乳中には乳酸菌が存在し，乳をそのまま蓋をした容器に4日間保存すると，自然と乳酸菌が生育し乳酸がつくられて乳中のタンパク質は固まり，ヨーグルトができる．

現在では一般にタンパク質の濃度を高くした全乳や脱脂乳を加工殺菌後，容器に入れ，スターターと呼ばれる乳酸発酵力の強い乳酸菌（*Lactobacillus bullgaricus*, *Streptococcus lactis*）の培養液を加えて培養し，乳酸菌の作る乳酸により乳タンパク質を固まらせて製造する．牛乳は普通白く濁って見えるのは，牛乳中のカゼインが小さな粒子を形成して乳中を浮遊していて，光を散乱させるためである．このカゼインの大きな粒子は，pH 4.6程度になると不溶性となって沈殿，凝固するのである．ヨーグルトはタンパク質を凝固させたのち，殺菌しないので乳酸菌は生きたまま消費されることとなり，ヨーグルトのプロバイオティクス効果が期待

されている.

6.7 | その他発酵食品

A. 納豆

　納豆は大豆の発酵食品であり, 寺納豆(塩辛納豆, 浜納豆)と糸引き納豆の2種類がある. 寺納豆は, 蒸した大豆に麹菌をふりかけ豆麹を作り, 食塩水を加えて長時間(半年間)発酵したもので色は黒褐色で粘りがなく, 濃厚なうま味と香りを持っている. 一方, 糸引き納豆は納豆菌(*Bacillus natto*)のみを使用したもので, 麹菌は使っていない. 糸引き納豆の製造は, 蒸した大豆に納豆菌を培養した液体を噴霧し, 混合, 計量して容器に詰め, 包装してから温度35〜40℃, 湿度60〜90%の条件下で20〜24時間発酵させる. この間に納豆菌が増えて, 納豆菌のプロテアーゼによって大豆のタンパク質が分解され, 納豆のうま味であるグルタミン酸などのアミノ酸ができる. また, 糸引き納豆の特徴である"ねばねば"もできてくる. この"ねばねば"したものはグルタミン酸がつながったポリグルタミン酸とフルクトースがたくさん結合したフルクタンの混ざったものである.

B. 漬け物

　漬け物は保存性を高めた発酵食品であり, おもに野菜などを糠, 醤油, 味噌, 酒粕, 麹, 酢などに漬け込んで製造する. 漬け物は, 漬床の種類により発酵漬け物, 発酵調味漬け物, 調味漬け物に大別される. 発酵漬は, 野菜などを塩漬発酵により漬けたもので, 野菜味に発酵味が加わったものである. 発酵調味漬は, 塩押しや乾燥した野菜類を糠漬, 味噌漬などをしてから, さらに調味液に浸漬したものである. 調味漬は, 塩蔵した野菜などを調味液で味付けしたもので, ほとんど発酵過程を経ないものである. 漬け物は, 塩分, 酢酸や乳酸などの有機酸, アルコール, 糖分などにより惣菜の腐敗を防ぎながら発酵・熟成することができる. このような製造過程で, 野菜の組織が柔軟になり, 外から食塩や漬汁が浸透して保存性や歯ごたえのある食感を生み出す. また, 酵素の働きでアミノ酸や糖類が生成され, うま味や風味を, 耐塩性の乳酸菌により乳酸が生成され, 酸味を産み出す.

C. かつお節

　かつお節は, カツオを煮熟した後, 燻して乾燥した製品で, 日本固有の燻製品

である．カツオの割身を80〜90℃で60〜80分間煮熟し，骨抜きした割身を約85℃で40〜60分間熔乾して水を抜き，放冷する．これをなまり節といい，食用にも用いられる．摺り肉（煮熟肉と生肉を混ぜたすり身）で整形した後，熔乾・放冷を何度も繰り返す．こうして得られた荒節をカビ付け樽に詰めて，発酵・熟成して本枯節を作る．カビ付けに良く用いるカビは*Aspergillus glaucus*で，脂肪分解力が強いが，タンパク質の分解力は弱く，臭いの除去と香気を生じるのに有効である．かつお節の特性は乾燥により魚の風味と保存性を持たせ，カビ付けで風味の改良と脂肪の分解をすることにより生まれる．かつお節のうま味は各種のアミノ酸とイノシン酸の相乗効果によるものである．

6.8 | 発酵食品の将来

　発酵食品の歴史は非常に古く，世界各地でさまざまな発酵食品が製造され，利用されている．近年，微生物を利用した発酵食品の技術は，本章で紹介した以外にも，うま味成分（グルタミン酸，イノシン酸，グアニル酸など）やビタミンの大量製造にも用いられている．これらの技術の進歩には日本人の貢献度は高い．たとえば，池田菊苗のグルタミン酸の発見，鈴木梅太郎のオリザニン（ビタミンB_1）の発見，高峰譲吉の麹菌を利用した消化酵素（ジアスターゼ）の発見などの業績がある．これらの技術を礎に発酵食品の製造技術は進歩しており，現在はバイオテクノロジーを利用した微生物の改良により，生産性を高める技術までに発展している．もちろん，遺伝子操作などのバイオテクノロジーには安全性の問題が残っているが，安全かつ有効なバイオテクノロジーの新技術が開発され，発酵食品の製造にも応用でき，人類の食料と栄養の供給に大きく貢献すると期待される．

問題　醸造食品についての記述である．正しいのはどれか．
　　［平成 25 年度栄養士実力認定試験第 10 回問題 29］
（1）八丁味噌は，米味噌に分類される．
（2）味噌の色は，熟成中のカラメル化反応に起因する．
（3）しょうゆの香気は，製造中の火入れ操作でよくなる．
（4）薄口しょうゆの塩分含量は，濃口しょうゆより低い．
（5）醸造酢は，カビの酢酸発酵により製造される．

7. 調理加工食品

7.1 現代人の食生活と調理加工食品

　自然界の恵みに依存してきた人類にとって，食物をいかに長期間保存できるかは，生きていくための大きな課題であった．そのため，先人たちは，乾燥（乾物・干物），塩漬け，燻製，砂糖漬け，酢漬け，糠漬け，発酵，香辛料の添加など，食品を保存するためのいろいろな加工法を開発し，生活の知恵としてそれらを伝えてきた．そして，近代科学工業の進歩は，さらに長期間保存が可能なさまざまな調理加工法を編み出してきた．

　また，私たちのライフスタイルの変化により，生活の中に占める調理加工食品の位置付けが変わり，元来，保存が目的であった調理加工食品は，むしろその利便性が注目され，広く利用されるようになった．

　食品工業における科学的研究の発展はめざましく，缶詰・瓶詰，レトルトパウチ食品のほかに冷凍食品，凍結真空乾燥法による乾燥食品，レンジ食品，また包装技術の発展により市場には新しい加工食品が続々と登場している．

　調理加工食品が普及するに至った大きな要因として，女性の社会進出に伴う家事の軽減化志向や調理能力の乏しい単身生活者の増加，高齢化，生活時間の個別化に伴う食の個別化などがあげられるが，調理加工食品の利便性は，中食のマーケティング戦略である家庭の食事の代行や食事づくりの煩雑さからの解放と重なる部分が大きい．

　中食とは，家庭外で商業的に調理・加工されたものを，スーパー，コンビニエンスストア，惣菜店などから持ち帰り（テイクアウト），または外食店などの宅配・出前（デリバリー）などを利用して，家庭で食べる形態の食事のことである．最近では，中食は単身者や高齢者のみでなく全世帯で利用されている．

　「食品表示法」においては，食品を加工食品，生鮮食品および添加物の3つに区

分しており，「食品表示基準」において一般的に加工食品は，**製造**（その原料として使用したものとは本質的に異なる新たなものを作り出すこと）または**加工**（あるものを材料としてその本質は保持させつつ，新しい属性を付加すること）された飲食物としている.

7.2 調理加工食品にはどのような種類のものがあるか

調理加工食品と一口にいっても，家庭でつくられるものから市販品まで非常に多種多様であるが，ここでは，市販されている一定期間の保存が可能な調理加工食品について述べる.

A. 缶詰・瓶詰食品

缶詰，瓶詰の定義については，食品表示基準（食品表示法），食品缶詰の表示に関する公正競争規約，食品衛生法などで決められている. 缶詰・瓶詰は，食品を缶または瓶に詰めて密封したのち，加熱殺菌を施し，長期の保存性を与えた食品である. ただし，缶に詰める前に殺菌を行い，そのあとで充てんし密封した果汁製品や，煮熟し熱いうちに瓶に詰め，余熱で殺菌されるようなジャムやつくだ煮なども缶詰・瓶詰の中に含まれる. **レトルト食品**は缶詰・瓶詰とは定義は別であり，容器は異なるが，密閉と加熱殺菌など共通する方法で製造されている. これらは，常温で流通保存が可能である. 缶詰，瓶詰，レトルトパウチ食品には料理

図 7.1 飲料缶を除く缶詰・瓶詰の生産量の推移
［日本缶詰びん詰レトルト食品協会，国内生産数量統計］

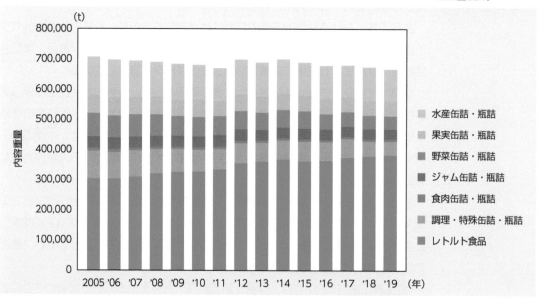

7. 調理加工食品

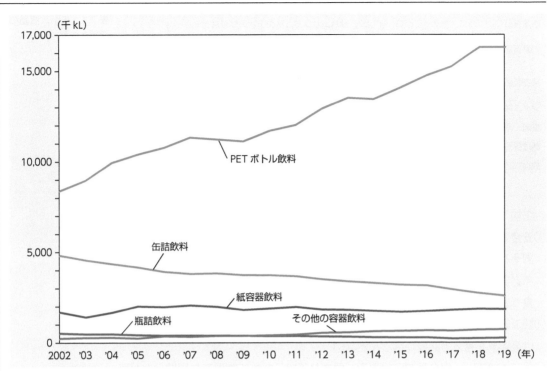

図 7.2　容器別清涼飲料水の生産量の推移
'09 ～'11 年ビールテイスト炭酸飲料を含み，12 年から統計上の取り扱い変更に伴い除外.
［全国清涼飲料連合会，清涼飲料水関係統計資料］

の素材として利用するもの，そのまま食べられる調理済みのもの，各種の飲料，スープ，調味料などがある．家庭消費のほか，業務用として外食産業向け，学校，病院，事業所などの給食用食材としての需要がある．

　国内の缶詰と瓶詰の供給量は，果汁，コーヒー飲料などの缶詰を含め（ビール，炭酸飲料，スポーツ飲料は除く），輸入品を加えると，1995 年ごろが最も多く約 640 万トンであった．図 7.1 には国内の飲料缶を除く品目別缶詰・瓶詰，レトルト食品の生産量の推移を示す．

　伝統的な缶詰・瓶詰の総生産量は減少し，レトルト食品の生産量が年々増加して，近年，半分以上を占めている．

　図 7.2 の容器別清涼飲料水の生産量では，生産量の多くを占めていた缶詰飲料は減少し，2019 年にはペットボトル飲料が全体の約 75％を占めている．

　現在，缶詰・瓶詰食品やレトルト食品は，平常時ばかりでなく災害時，非常時の備蓄食・非常食としても重宝されている．また，以前のように缶切りを使用せず簡単に開けることができる「イージーオープン缶」が多くなり便利になった．高級調理済み食品を缶詰にした新たな商品も登場し，新たな需要も出てきている．どんな食物でも缶詰に加工できないものはないといわれているように，缶詰の種類は非常に多い．空き瓶や空き缶（スチール缶，アルミ缶）は回収・再生されている．表 7.1 には缶詰・瓶詰食品の種類とおもな原料を示した．

表 7.1 缶詰，瓶詰の種類と原料

水産製品	カニ，サケ，マグロ，イワシ，サバ，サンマ，ホタテ，アサリなど
野菜製品	タケノコ，アスパラガス，スイートコーン，マッシュルーム，ダイズ，グリーンピース，トマトなど
果物製品	ミカン，黄桃，白桃，ブドウ，パイナップル，サクランボ，洋ナシ，ミックスフルーツなど
ジャムなど	イチゴ，リンゴ，ブルーベリーなど
食肉・卵製品	牛肉，鶏肉，コンビーフ，ランチョンミート，ウズラ卵，ソーセージなど
調理製品	カレー，シチュー，スープ，米飯，ベビーフード，粥，そうざい類など
飲料	茶類，コーヒー類，ジュース類など

缶詰・瓶詰食品の特徴を以下に示す．

①安全であり，栄養価が高い：中身は完全に加熱滅菌されているため，食中毒のおそれはなく，したがって殺菌剤や防腐剤，保存料などの食品添加物を使用する必要がない．またビタミンの損失割合が低い．さらに魚の骨など，ふだんは食べずに捨てられる部分も加圧調理により食べることが可能となる．

②経済的である：旬で大量に食材が出回っているときに加工され，中身については廃棄率を考える必要がほとんどない．

③保存性が高い：完全密封の状態で滅菌されているために常温で長期間保存が可能（賞味期間は製造されてから3年間を設定しているものがほとんど）である．

④簡便で利用価値が高い：ほとんどのものが，複雑な調理操作を経ずに食べることができる．また，種類が豊富なため，旬を問わず，いろいろな食材をそろえることができる．

⑤缶詰は，開封のために缶切りが必要である：現在では缶蓋に加工を施したイージーオープン缶が広く利用されており，保存性には問題はないが，強度が低いため衝撃に弱い．

⑥缶や瓶が重い：容器や水分が重い．

⑦手を損傷：瓶が破損しないよう丁寧な取り扱いが必要である．缶詰の開け口や缶蓋の端はとても鋭利なのでに気をつける．

缶詰の発見

缶詰の製造原理は，ナポレオンが軍用食料の発明を公募し，これに入賞したパリの製菓業者ニコラ・アベールの密封容器（瓶）と加熱殺菌を併用させた食品保存法である．その後，イギリスのピーター・デュランドが缶を用いた密封容器を開発したのが缶詰の始まりとされる．日本では，1871年長崎の松田雅典が，フランス人教師の指導を受け，イワシの油漬け缶詰をつくったのが最初とされる．

7．調理加工食品

⑧開封後早く消費する：缶詰は一度開封すると再度蓋を閉めることはできない.

⑨容器のリサイクル：使い終わった容器を洗浄後分別して再資源化（リサイクル）する.

B. レトルトパウチ食品

レトルトパウチ食品とは，食品表示基準の定義によると，「プラスチックフィルム若しくは金属はく又はこれらを多層に合わせたものを袋状その他の形状に成形した容器（気密性及び遮光性を有するものに限る.）に調製した食品を詰め，熱溶融により密封し，加圧加熱殺菌したもの」をいう．つまり，レトルト（加圧加熱殺菌装置）で殺菌できるパウチ（袋状のもの）または成形容器（トレー型など）に詰められた食品のことをいい，製造工程は缶詰とほぼ同様だが，容器の種類と密封の方法が異なっており，一般にレトルト食品と呼ばれている．わが国では1968年にレトルトカレーが発売され，缶や瓶と比べて軽量，調理が簡単で加熱時間が短いなどの理由で消費が拡大した．2002年の国内生産量は28万トンであったが，2019年には38万トンを超えている（図7.1）.

また，従来のレトルトパウチ食品の簡単な調理法は，湯煎（ゆせん）が主であったが，最近では電子レンジに対応のものもある．これは袋内の水蒸気を抜く機能があり，耐熱性などに優れた特殊フイルム素材の開発による．また，缶詰に比べて保存期間が短かったが1年以上保存可能なものも開発されている．また，業務用の大型レトルトパウチ食品もある.

C. インスタント食品

わが国では，インスタントとは「即席」と訳されているが，欧米では，prepared food, convenience foods, ready-to-eat mealsなどと呼ばれる食品群につけられた俗称とされる．熱湯を注ぐだけとか，短時間加熱するだけ，水や牛乳を加えて冷却するなど簡便な調理操作により短時間で食べられるものをさすことが多い．ここでは，従来の缶詰・瓶詰類，レトルト食品，冷凍食品などとは区別して考える．したがって，インスタント食品とは，「適切な加工処理が施されており，食用に際して煩雑な調理操作，労力，時間を必要とせず，保存，保管には特別な器具を必要とせず，保存，携帯，輸送に便利な食品」と定義される．また，インスタント食品に求められる性質としては，即時性，簡易性，保存性があげられる．食料としては，即席めん（ラーメン，うどん，そばなど）やα化飯のほか，味噌汁，スープ，汁粉，甘酒，マッシュポテトなどがあり，飲料としては果粒茶類，スキムミルク，コーヒー，ココア，ジュースなどがある.

インスタント食品の特徴を以下に示す.

①供給量や品質，価格が安定している．工場で大量生産されることと，保存性が

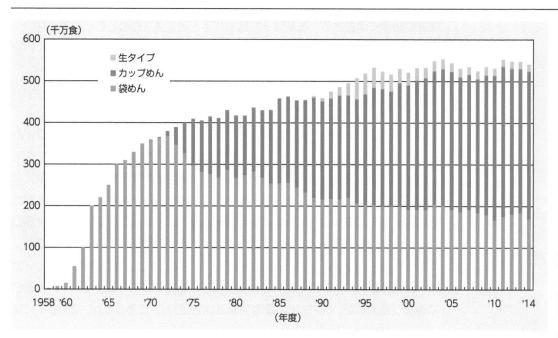

図 7.3　年度別即席めん生産量推移 (4～3 月)
［日本即席食品工業協会］

包装・容器での分類	袋めん，カップめん
めんの種類による分類	中華めん (ラーメン, やきそばなど), 和風めん (うどん, そばなど), 欧風めん (スパゲティなど)
めんの α 化の有無による分類	アルファー化めん (蒸熱後, 乾燥したもの), 非アルファー化めん (蒸熱しないで乾燥したもの)
めんの処理方法による分類	油揚げめん，ノンフライめん (熱風乾燥めん), 生タイプ即席めん
味の分類	しょう油味, みそ味, 塩味, とんこつ味, カレー味, ソース味, など
食べ方の分類	汁もの (ラーメン, かけそば, かけうどんなど), その他 (焼きそば, 焼きうどん, 冷やしめん, つけめん, ざるそば, スパゲティなど)

表 7.2　インスタントラーメンの分類

　高いため，年間を通じて安定供給が可能である.

②廃棄部がない.

③容積や重量を減らすことができるため輸送, 搬送が容易である.

④貯蔵中における品質の変化が少ない.

⑤食べるに際し，調理操作が簡単で短時間にできる.

　即席めんは 1958 年に「チキンラーメン」として生まれ (図7.3), その後, 和風や欧風めんも発売されているが, 即席めんの中では中華めんの割合が多いことや, 長い間, なれ親しんできたことから, 即席めんを総称する呼び名として「インスタントラーメン」も併用している. 包装形態や味付け, めんの特性などそれぞれの種類によるインスタントラーメンの分類を表7.2に示した.

D. 冷凍食品

　日本での冷凍事業は1920年に魚を冷凍するために北海道で冷凍能力のある冷蔵庫が建設された（現ニチレイ）ことに始まる．冷凍食品は1964年の東京オリンピックの選手村の食堂で，1970年には大阪万国博覧会のレストランで利用され，ホテルやレストラン，ファミリーレストランなどの外食産業の展開に貢献した．その後家庭に冷凍冷蔵庫や電子レンジが普及したことから，さまざまな家庭用冷凍食品が開発された．1999年からは自然解凍でも食べられるものが発売された．2019年の冷凍食品の消費量は国民1人あたり23.4kgである．

　冷凍食品については種々の定義があるが，一般的なものとしては以下の4つの条件を満たすものと考えられている．

①急速冷凍された食品：食品を冷凍する際に，氷結晶により組織が破壊されて食品の品質が変化しないように，**最大氷結晶生成帯**（通常−1〜−5℃）を短時間で通過させるような凍結方法がとられている．

②下処理が施された食品：新鮮な素材をあらかじめ前処理し，不要な部分を除去することで，輸送費の削減をはかり，食品の高品質化や利用者の利便性を高めている．

③品温が−18℃以下の食品：製造後の冷凍食品の大半が1年間，品質保持される温度として，**−18℃以下の保存**が設定されている．したがって，生産，貯蔵，輸送，販売の各段階を通じて一貫してこの温度設定がなされている．

④消費者包装が施された食品：冷凍食品が消費者に届いたときに最高品質が保持されるように，乾燥，酸化，細菌汚染などの品質劣化を防止する目的で包装されている．したがって包装条件が悪いと品質保持期間に影響を与える．

　表7.3にわが国の冷凍食品の生産量上位20品目を示した．

　冷凍食品の消費増加の理由は以下のような長所があるからである．

①保存性が高い：冷凍食品の最も大きな特性である．冷凍保存することで，素材の新鮮さや，つくりたての風味や栄養が長期間保持される．家庭のフリーザー内でも2〜3か月は品質を下げることなく保存可能なため，まとめ買いが可能で，家事の省力化にもつながる．

②利便性が高い：下処理が施されていることや，半調理品などの利用で，家庭での下ごしらえ，調理の手間が省ける．また，高度な調理技術や長時間の調理が必要とされる料理であっても，これらの半調理品を利用することで容易に食卓に提供できる．

③安全である：厳しい衛生管理のもとに製造，輸送され，食材を保存するのに腐敗や食中毒の原因となる微生物が活動できない温度で貯蔵されるために，防腐剤や殺菌剤などを利用する必要がなく，衛生的で安全である．

順位	2005年 品目	2010年 品目	2015年 品目	2019年 品目	生産量(t)	構成比(%)
1	コロッケ	コロッケ	コロッケ	うどん	192,378	12.0
2	うどん	うどん	うどん	コロッケ	165,692	10.4
3	ピラフ・炒飯類	ピラフ・炒飯類	ハンバーグ	炒飯	83,309	5.4
4	カツ	ハンバーグ	炒飯	ギョウザ	81,776	5.1
5	ハンバーグ	カツ	ギョウザ	ハンバーグ	70,065	4.5
6	菓子類	菓子類	スパゲッティ	ラーメン類	65,087	4.1
7	シュウマイ	ギョウザ	カツ	スパゲッティ	60,540	3.7
8	グラタン	たこ焼・お好み焼	ピラフ類	カツ	59,445	3.6
9	ギョウザ	シュウマイ	ラーメン類	ピラフ類	53,835	3.4
10	卵製品	ミートボール	たこ焼・お好み焼	たこ焼・お好み焼	49,135	3.1
11	ミートボール	卵製品	卵製品	卵製品	44,587	2.8
12	パン・パン生地	グラタン	シュウマイ	シュウマイ	38,364	2.4
13	ピザ	パン・パン生地	ポテト	洋菓子	31,957	2.0
14	春巻	ピザ	ミートボール	おにぎり	27,281	1.7
15	魚類	春巻	グラタン	ミートボール	27,102	1.7
16	おにぎり	おにぎり	春巻	ポテト	26,526	1.7
17	魚フライ	魚類	おにぎり	グラタン	26,196	1.6
18	中華まんじゅう	シチュー・スープソース類	大豆製品	春巻	25,100	1.6
19	シチュー・スープソース類	えび類	魚類	中華まんじゅう	20,248	1.4
20	かぼちゃ	鶏唐揚	パン・パン生地	パン・パン生地	18,866	1.3

表7.3 冷凍食品の国内生産量上位20品目
「その他……」は順位から除外.「たこ焼・お好み焼」と「鶏唐揚」は2006年に新設(「その他……」から分離)した品目,「スパゲティ」は2011年に新設(「その他……」から分離)した品目.「フレンチフライポテト」と「その他のばれいしょ」は2011年に「ポテト」に統合.「菓子類」は2011年に「洋菓子」と「和菓子」,「その他菓子」に分離.
[一般社団法人日本冷凍食品協会資料]

④品質の安定性,均一性が高い:原材料が旬のときに大量に処理加工されるため,品質間のバラツキが少ない.

⑤種類が豊富である:凍結により素材の品質がまったく異なってしまうようなものを除いて,ほとんどの食材が冷凍食品の対象となりうる.したがって,冷凍食品の種類は非常に多様である.

⑥経済的である:冷凍食品は貯蔵性の高い食品であるため,年間を通じて安定した供給体制がとれる.したがって,価格も安定している.消費者側からみた場合,正味可食部のみの購入となり,廃棄物が出ない.

冷凍食品は貯蔵性に優れた食品であるが,不適切な取り扱い方により,品質が低下する.以下に購入時の注意点をいくつかあげる.

①冷凍ショーケースの温度を確認する(−18℃以下).

②冷凍ショーケースのロードライン(積荷限界線)以下の商品を選ぶ.

③包装が破れていないことを確認する.

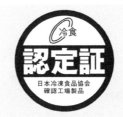

図7.4　日本冷凍食品協会認定マーク

表7.4　保存温度基準の定められている食品

*1　気密性容器包装詰めで120℃, 4分間加熱のものおよびドライソーセージについてはこのかぎりでない.
*2　気密性容器包装詰めで, ①120℃, 4分間加熱のもの, または②pH 6.0以下, Aw 0.9以下のものはこのかぎりでない.

10℃以下	食肉, 鯨肉, 食肉製品*1, 鯨肉製品*1, ゆでタコ, 生食用カキ, 生乳を除く乳類, 魚肉ソーセージ, 魚肉ハム*2, 特殊包装かまぼこ*2, 豆腐
5℃以下（通達）	生食用魚介類, ゆでイカ, むき身貝, ゆでカニ, 生節, 生しらすなどの魚介加工品およびこれらを材料とした刺身, 寿司, 酢の物, あえ物なども準用
3℃以下（通達）	キャビア
−15℃以下	細切りした冷凍食肉, 冷凍鯨肉製品*1, 冷凍食肉製品, 冷凍魚肉練り製品, 冷凍ゆでタコ, 生食用冷凍カキ, 冷凍食品

④極端に霜がついていないものを選ぶ. 霜の多いものは温度管理が悪い可能性がある.

⑤中身が固まりになっていないものを選ぶ. 固まっているものは途中で解凍し, 再度凍結した可能性がある.

⑥食品の表面が乾燥して白くなっているものや, 変色しているものは避ける.

⑦（一社）日本冷凍食品協会の「冷凍食品認定制度」に基づき認定された工場で製造された製品についている認定証マーク（図7.4）も商品選択の基準となる.

E.　チルド食品

　食品の低温流通過程の管理の温度帯は, **クーリング**（cooling）10〜5℃, **チルド**（chilled）5〜−5℃, **フローズン**（frozen）−18℃以下の3つに大別できる. フローズンに関しては, 冷凍食品として別途取り扱われている. チルド食品は, チルド（5〜−5℃）に相当するものであるが, この中には, スーパーチルド（超冷却）やパーシャルフローズン（部分凍結）が含まれる. チルドの温度帯は多くの食品の最大氷結晶生成温度帯（−1〜−5℃）と食中毒菌の生育阻止温度（<5℃）の間にある. 食品の凍結による組織の変化, タンパク質の変性などがなく, 食中毒の原因となる病原微生物の増殖も抑制できることから, 食品の新鮮度を保ちながら, 比較的長期間保存できるという利点がある. 加工処理条件が比較的ゆるやかなので, より新鮮さを追求した食品といえる. 現在, 流通技術や温度管理の進歩により, 加工食品から生鮮食品まで含まれるため対象食品の種類は非常に多い. 保存温度基準の決められている食品を表7.4に示した.

F. 乾燥食品

食品中の水分を除去することにより，食品に物理的・化学的・生物的な変化を与え，食品の保存性を高めた食品である．乾燥により場合によってはもとの食品にはなかった新たな物性や利便性が加味される．

図7.5に乾燥方法の違いによる乾燥食品の例を示した．乾燥食品の特徴を以下に示す．

①貯蔵性と輸送性が優れている：食品中の水分を除去することにより，もとの食品の容積や重量をかなり軽減できる．また，水分含量を低くすることにより，微生物の繁殖を不可能にし，貯蔵性が高められる．

図7.5 食品の乾燥方法

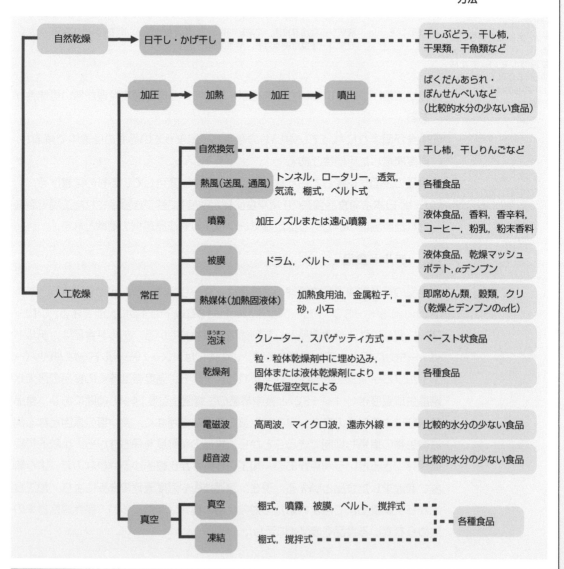

表7.5　温燻と冷燻の
比較

	温燻	冷燻
燻煙温度	70〜80℃	40℃以下
燻煙時間	4〜5時間	5日間
食塩濃度	4%	7〜15%
製品の状態	しなやかでやわらかい	固くしまる
製品の水分	60〜70%	45〜55%

②新たな特性が付加される：乾燥条件を変えることによって，本来その食品には
　なかった新たな特性(風味, テクスチャー特性など)が加わる．

　最近では，真空中で，その食品の共晶点(凍結する温度)以下の温度に保持しなが
ら乾燥(昇華乾燥)する**フリーズドライ法**(FD法)の食品が多い．たとえば，インス
タント食品の具や浮き身，菓子やパンの原料となる果汁果肉類，嗜好飲料や即席
スープ類であるインスタントコーヒーや味噌汁，米加工品として粥や雑炊などで
ある．これらは色，味，香り，ビタミン類などの変化が少なく，貯蔵性が高く，
水または湯ですばやく，容易にもとの食品に復元し，見た目や味の遜色が少ない．

G.　燻製食品

　木材 (カシ，ブナ，サクラなど) を燃やしたときに発生する燻煙中で乾燥させた食
品である．燻煙により食材に燻煙中の成分が付着，浸透して独特の風味を与える．
燻製食品は，燻煙中のフェノール類，アルデヒド類，酸など防腐効果のある物質
が食材中の微生物を死滅させたり，発育を抑制させるため，貯蔵性が高まる．ま
た，燻煙中のフェノール類は酸化防止効果をもっているため油焼けしにくい．燻
煙の方法には冷燻と温燻があるが，それらの特徴を比較したものを表7.5に示し
た．

H.　その他

　供給量が少ないために，高価である食品に似せてつくった「もどき食品」には，
動植物原料から成分を抽出分離し組み立てた**組立食品**，同種の原料の違った部位
を使用した「成形食品」，異種の原料で模造した**コピー食品**などがある．組立食品
として有名なのは，魚油からつくられるマーガリンや豆乳を利用した生クリーム，
大豆タンパク質を利用したベーコン，コンビーフが，成形食品としてはポテトチッ
プやステーキなどが，コピー食品としては，かにかまぼこ，イクラ，キャビアな
どがある．さらには，食品をフィルム状，カード状にし，ほかの食品を包んで食
べたり，挟んで食べられるようにしたフィルム食品やカード食品といわれるもの
もある．また，最近では，食品のもつ生体調節機能を利用した種々の保健機能食
品 (特定保健用食品, 栄養機能食品, 機能性表示食品) や疾病の治療などを目的とした低

ナトリウム食品，低タンパク質食品，アレルゲン除去食品などの特別用途食品の
開発が著しい．

問題　食品の加工・保存についての記述である．誤りはどれか．
　　　　[平成 27 年度栄養士実力認定試験第 12 回問題 36]

(1) 燻煙は，煙に含まれる成分により保存性を高めている．

(2) 野菜の MA 包装は，野菜の呼吸作用を利用して保存性を高める包装法である．

(3) 酢漬けに用いる酢酸は，微生物の増殖を抑制する作用がある．

(4) 食品に砂糖を添加すると，水分活性は上昇する．

(5) 乾燥品は，酸化防止のために脱酸素剤を用いる場合がある．

---

8. 食品の表示

本章では，さまざまな食品に対する表示が統合された食品表示法と，従来からの特別用途食品，保健機能食品，特定保健用食品（トクホ）や比較的新しく創設された機能性表示食品などの分類や内容について説明する．

8.1 食品表示制度

　一般消費者が食品を摂取する際に安全で合理的な食品選択ができるよう食品表示法が2015（平成27）年4月に施行された．これは従来の食品衛生法，農林物資の規格化等に関する法律（JAS法）および健康増進法の食品表示に関する規定を統合し，食品表示に関する包括的かつ一元的な制度としたものである．法律の一元化による表示義務範囲の変更はない．経過措置期間の5年間を経て，2020（令和2）年4月1日から完全実施された．

　食品表示法の目的は，「一般消費者の食品を摂取する際の安全性の確保」「消費者の自主的かつ合理的な食品選択の機会の確保」「国民の健康の保護及び増進」「食品の生産及び流通の円滑化」である．

　食品表示法の第4条に食品表示に関する内閣府令を指示し，内閣府令第十号には加工食品，生鮮食品，添加物に関する食品表示基準が示された．この基準の基本事項には，「名称，アレルゲン，保存の方法，消費期限，原材料，添加物，栄養成分の量及び熱量，原産地，その他食品関連事業者等が食品の販売をする際に表示されるべき事項」が示されている．消費者に販売されているすべての生鮮食品に名称と原産地が表示され，また2017（平成29）年9月からすべての加工食品で一番多い原材料に産地が表示されている．生鮮食品と加工食品の表示概要を表8.1に，また実際の例を表8.2に示す．

　アレルゲンの表示については，表8.3に示すとおりで，義務表示は8品目*で，

*　2023年3月9日から推奨表示のくるみが義務表示となり8品目となった．

区分	分類	表示項目	原産地の表示方法	
			国産	外国産
生鮮食品	農産物	名称，原産地	都道府県名など	原産国名など
	水産物	名称，原産地（解凍），養殖．	水域名（都道府県名など）	原産国名など
	畜産物	名称，原産地	国産など	原産国名
	玄米，精米	名称，原料玄米（産地，品種，産年，使用割合），内容量，精米年月日，販売業者の氏名（名称）・住所・電話番号	都道府県名など	原産国名など
加工食品		名称，原材料名（原料原産地名*），内容量，賞味（消費）期限，保存方法，（原産国名），製造業者の氏名（名称）・住所	不要	原産国名
			*国内製造したもので，原料原産地表示が必要な場合	
			国産など	原産国名など

表8.1　食品表示制度の概要

名称	納　豆
原材料名	大豆（□□産）（遺伝子組換えでない），納豆菌，たれ {しょうゆ，砂糖混合ぶどう糖果糖液糖，砂糖，かつお節エキス，食塩，こんぶエキス，しいたけエキス／ {調味料（アミノ酸等），酸味料}（原材料の一部に小麦，大豆を含む）
内容量	50 g × 5
賞味期限	上面右上部に記載→（21.4.26）
保存方法	冷蔵庫（10℃以下）に保存してください．
製造者	○○食品株式会社
販売者	△△食品株式会社

表8.2　食品表示例
／は原材料と添加物を区切る記号である．

		表示項目
義務表示	特定原材料（8品目）	えび，かに，くるみ，小麦，そば，卵，乳，落花生（ピーナッツ）
推奨表示	特定原材料に準ずるもの（20品目）	アーモンド，あわび，いか，いくら，オレンジ，カシューナッツ，キウイフルーツ，牛肉，ごま，さけ，さば，大豆，鶏肉，バナナ，豚肉，まつたけ，もも，やまいも，りんご，ゼラチン

表8.3　アレルゲンの表示

えび，かに，くるみ，小麦，そば，卵，乳，落花生（ピーナッツ）である．推奨表示の20品目も示されている．**遺伝子組換え食品**の表示については，表8.4に示すとおりで，義務表示は9作物で，大豆，とうもろこし，ばれいしょ，なたね，綿実，アルファルファ，てん菜，パパイヤ，からしなである．この他に加工食品でも義務表示となるものがある（表8.4）．

　特色のある原材料の表示の場合，その原材料が100%の場合を除いては，その原材料の使用割合を記載しなければならない（たとえば，商品名を「丹波黒大豆ケーキ」とする場合，「丹波黒大豆60%使用」と表示）．また，消費期限や賞味期限を表示せねばならないが，どちらも開封ぜずに定められた方法で保存した場合の期限を示す．**消費期限**は，急速に劣化しやすい食品（弁当，惣菜など）に用いられ，定められた方法により保存した場合，腐敗・変敗その他の品質劣化や安全性を欠くことになら

表 8.4　遺伝子組換え食品の表示

義務表示となる遺伝子組換え農産物（9作物）		大豆，とうもろこし，ばれいしょ，なたね，綿実，アルファルファ，てん菜，パパイヤ，からしな
義務表示となる加工食品など		上記の農産物を原材料とし，加工工程後も組換えられたDNAまたはこれによって生じたタンパク質が検出できる加工食品33食品群
表示の方法	分別生産流通管理をして遺伝子組換え農産物を区別している場合およびそれを加工食品の原材料とした場合	義務表示→例）大豆（遺伝子組換え）
	分別生産流通管理をせず，遺伝子組換え農産物および非遺伝子組換え農産物を区別していない場合およびそれを加工食品の原材料とした場合	義務表示→例）大豆（遺伝子組換え不分別）＊大豆およびとうもろこしに限る
	分別生産流通管理をしたが，遺伝子組換え農産物の意図せざる混入が5%を超えていた場合およびそれを加工食品の原材料とした場合＊	
	分別生産流通管理をして，意図せざる混入を5%以下に抑えている大豆およびとうもろこしならびにそれらを原材料とする加工食品	任意表示→例）大豆（分別生産流通管理済み）　　　　　　大豆（遺伝子組換え混入防止管理済）
	分別生産流通管理をして，遺伝子組換えの混入がないと認められる大豆およびとうもろこしならびにそれらを原材料とする加工食品	任意表示→例）遺伝子組換えでない　　　　　　非遺伝子組換え

（改正された任意制度は2023年4月1日施行）

表 8.5　栄養成分の表示

		表示項目
義務表示		熱量，タンパク質，脂質，炭水化物，食塩相当量
任意	推奨	飽和脂肪酸，食物繊維
	その他	ミネラル類（亜鉛，カリウム，カルシウムなど），ビタミン類（ビタミンA，ビタミンB$_1$，ビタミンCなど）など

ないと認められる期間を示す．**賞味期限**は，品質劣化が比較的遅い食品（スナック菓子，カップ麺など）に用いられ，定められた方法により保存した場合，期待されるすべての品質保持が十分に可能であると認められる期限を示す．

　栄養成分表示が義務化された．表示義務項目として，表8.5に示すように，熱量，タンパク質，脂質，炭水化物，食塩相当量がある．ナトリウムは，2.54を乗じて食塩相当量（g）として表示される．その他，任意であるが推奨される項目が示された（表8.5）．

8.2 ｜特別用途食品

＊　2020（令和2）年4月1日より．それ以前は第26条であったもの．

　特別用途食品は，健康増進法（第43条＊）に基づき，消費者庁が特別な用途に使用することを許可した食品である．「販売に供する食品につき，乳児用，幼児用，妊産婦用，病者用その他内閣府令で定める特別の用途に適することを表示しようとする者は，内閣総理大臣の許可を受けなければならない」制度による．許可さ

			分類	規格など	備考	
健康の保持・増進に資する食品	特別用途食品		病者用食品，妊産婦・授乳婦用粉乳，乳児用調製乳，えん下困難者用食品	病者用食品には許可基準型と個別評価型がある	栄養上特別の配慮を必要とする病者，乳児，妊産婦，高齢者などに用いる食品．特別の用途表示ができる．	(消費者庁許可 マーク)
		保健機能食品	特定保健用食品（トクホ）	個別許可型	食生活において特定の保健目的で摂取する者に対して，その摂取により当該特定の保健の目的が期待できる旨の表示を行う食品	(消費者庁許可 特定保健用食品 マーク)
				疾病リスク低減表示	消費者庁および消費者委員会の審査を経て，個別に許可された食品である．関与成分の疾病リスク低減効果が医学的・栄養学的に確立されている場合，疾病リスク低減表示を認める食品．関与成分としてカルシウムと葉酸がある．	
				規格基準型	特定保健用食品としての許可実績が十分であるなど科学的根拠が蓄積されている食品について，規格基準を定め，審議会の個別審査なく許可される	
				再許可等	すでに許可を受けている食品について，商品名や風味の軽微な変更をしたもの	
				条件付き特定保健用食品	審査で要求される有効性の科学的根拠のレベルには届かないものの，一定の有効性が確認される食品について，その摂取によって特定の保健の目的が期待できる旨について，限定的な科学的根拠である旨の表示をすることを条件として許可（輸入品の場合は承認）される食品をさす	(消費者庁許可 条件付き 特定保健用食品 マーク)
			栄養機能食品	規格基準型	すでに健康への有用性が科学的に確認された栄養成分を一定以上含む食品．届け出も必要なく，審査もない．国が定めた当該栄養成分の機能表示と注意喚起表示が必要．n−3系脂肪酸，ミネラル6種類，ビタミン類13種類	
			機能性表示食品	届出制，義務表示事項あり	科学的根拠を有する機能性成分およびその機能性，さらに1日あたりの摂取目安量などの表示が必要．消費者庁への届出が必要，審査はなし	
		「いわゆる健康食品」	健康補助食品	財団法人日本健康・栄養食品協会（JHFA）による規格基準	食品の品質や製品の規格を保証．健康機能表示はできない	(JHFA マーク)
			その他（サプリメント，栄養補助食品，スポーツ飲料など）	なし	保健機能食品と紛らわしい，「機能」や「保健」の文字を含む名称を表示してはならない．表示の許可，認証，届出などの規制はない．健康表示はできない	
	医薬品					

表8.6 健康の保持・増進に資する食品

れた食品には，許可マークがつけられる．特別用途食品には，**病者用食品**（低たんぱく質食品，アレルゲン除去食品，無乳糖食品，総合栄養食品，糖尿病用組合せ食品，腎臓病用組合せ食品），**妊産婦・授乳婦用粉乳**，**乳児用調製乳**（乳児用調製粉乳，乳児用調製液状乳），**えん下困難者用食品**（えん下困難者用食品，とろみ調整用食品）と，**特定保健用食品**がある（図8.1，図8.2，表8.6）．高齢化の進展，生活習慣病の増加，表示制度

図 8.1　保健機能食品の位置

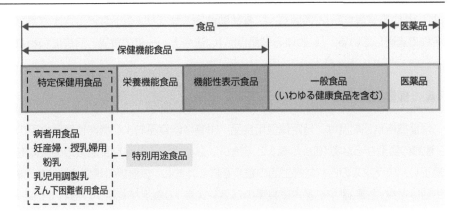

図 8.2　特別用途食品や保健機能食品などの法令上の位置付け
*1　食品衛生法，健康増進法，JAS法にそれぞれ規定されていた食品の表示について，食品表示法に一元化された.
*2　2020（令和2）年4月1日より．それ以前は第26条.

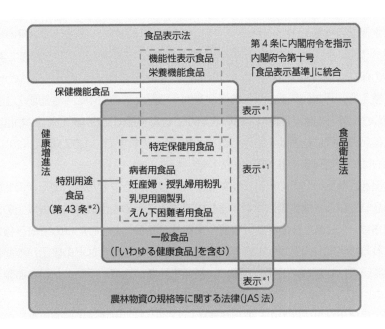

の定着など社会情況の変化をふまえ，栄養管理に適切な食品が提供されることを目的として，2009（平成21）年に新たな特別用途食品制度が施行された.

8.3 ｜ 健康の保持・増進に資する食品

　健康の保持・増進に資する食品を一般に「健康食品」と呼んでいるが，「健康食品」は法令上定められた食品ではない.

　医薬品以外の食品のうち，国が制度化している保健機能食品を除く「健康食品」

は「いわゆる健康食品」と呼ばれ，栄養補助食品，サプリメントなど，さまざまな名称で流通している．「いわゆる健康食品」は法令上，一般の食品と同等に扱われる（図8.1，図8.2，表8.6）．

A. 保健機能食品

保健機能食品制度は，特定保健用食品，栄養機能食品および機能性表示食品の3種類の類型からなる（図8.1，図8.2，表8.6）．なお，偏りがちな食品摂取の傾向を是正し，バランスのとれた食生活の普及を図るために，3種類の類型すべてに「食生活は主食，主菜，副菜を基本に食事のバランスを」の表示が義務づけられている．食品の機能性が表示できるのは，この3種類の食品のみである．

a. 特定保健用食品

特定保健用食品（トクホと呼ばれる）は，体の生理機能などに影響を与える保健効能成分（関与成分）を含み，健康増進法第43号第1項の許可を受け，その摂取により，特定の保健の目的が期待できることを表示する食品である．つまり「おなかの調子を整える」，「コレステロールの吸収を抑える」「食後の血中の中性脂肪の上昇をおだやかにする」などの保健用途の表示ができる食品であり（表8.7），いわば食品と医薬品の中間に位置するものである（図8.1）．これまでに1,073品目（2020年4月28日現在）が許可または承認されている．

食品と医薬品の区分の見直しが実施され，錠剤，カプセルなどの形状のものも認められている．保健用途に資するものであることの表示以外に，摂取上の注意喚起事項，1日あたりの摂取目安量，栄養成分量や，1日あたりの摂取目標量に含まれる該当成分の量が栄養素等表示基準値に占める割合などの表示が義務付けられている．しかし，医薬品と違い，疾病の診断，治療，予防にかかわる表示はできない．

特定保健用食品には次の5種類が認められている．まず**特定保健用食品の個別許可型**は，従来の許可制度で，消費者庁や消費者委員会の審査を経て個別に許可された食品である．次に**疾病リスク低減表示**は，疾病リスクの低減が医学的・栄養学的に認められ確立している成分が摂取できる場合にのみ表示が許可される．現在は関与成分としてカルシウムと葉酸がある．**特定保健用食品（規格基準型）**は，特定保健用食品としての許可実績が十分であるなど科学的根拠が蓄積されている関与成分について規格基準を定め，消費者委員会の個別審査なく，消費者庁において規格基準への適合性を審査し許可される．**特定保健用食品（再許可等）**は，すでに許可を受けている食品について，商品名や風味の軽微な変更をしたものである．また，**条件付き特定保健用食品**は，従来の特定保健用食品の審査で要求される有効性の科学的根拠レベルには届かないが，一定の有効性が確認される食品について，限定的な科学的根拠であることを表示することを条件として許可される

表示許可		成分	食品の種類
おなかの調子を整える食品	オリゴ糖を含む食品	大豆オリゴ糖, フラクトオリゴ糖, イソマルトオリゴ糖, 乳果オリゴ糖, ラクチュロース, ガラクトオリゴ糖, キシロオリゴ糖, コーヒー豆マンノオリゴ糖	卓上甘味料, 清涼飲料水, 乳製品乳酸菌飲料など
	乳酸菌類を含む食品	ラクトバチルス GG 株, ビフィドバクテリウム・ロンガム BB536, *Lactobacillus delbrueckii* subsp. bulgaricus 2038 株 と *Streptococcus salivarius* subsp. thermophilus 1131 株, カゼイ YIT 9029 (シロタ株), B. ブレーベ・ヤクルト株, *Bifidobacterium lactis* FK120, *Bifidobacterium lactis* LKM512, カゼイ菌 (NY1301 株), ビフィドバクテリウムラクティス BB-12, ビフィドバクテリウム・ラクティス BB-12, ビフィズス菌 Bb-12, ガセリ菌 SP 株とビフィズス菌 SP 株	発酵乳, 乳製品乳酸菌飲料など
	食物繊維類を含む食品	難消化性デキストリン, 小麦ふすま, 低分子化アルギン酸ナトリウム, 寒天由来の食物繊維, 小麦外皮由来の食物繊維, 分子化アルギン酸ナトリウムと水溶性コーンファイバー, サイリウム種皮由来の食物繊維, 小麦ふすまと難消化性デキストリン, 還元タイプ難消化性デキストリン, ポリデキストロース, 大麦若葉由来の食物繊維, 高架橋度リン酸架橋でん粉	粉末ゼリーの素, 粉末寒天, 清涼飲料水, 食物繊維粉末食品, 魚肉練製品など
	その他の成分を含む食品	プロピオン酸菌による乳清発酵物, *Bacillus Subtilis* K-2 株 (納豆菌 K-2 株)	乳飲料, 錠菓 (乳清発酵物含有食品)
	複数の成分を含む食品	ガラクトオリゴ糖とポリデキストロース	清涼飲料水
	条件付き特定保健用食品	大麦若葉由来食物繊維	粉末清涼飲料
コレステロールが高めの方の食品		大豆たんぱく質, 低分子化アルギン酸ナトリウム, 植物ステロール, キトサン, 植物ステロールエステル, 植物性ステロール, ブロッコリー・キャベツ由来の天然アミノ酸, 茶カテキン	食用油, 調製豆乳, 半固体状ドレッシングなど
コレステロールが高めの方, おなかの調子を整える食品		低分子化アルギン酸ナトリウム, サイリウム種皮由来の食物繊維	粉末清涼飲料など
血圧が高めの方の食品		サーデンペプチド, 杜仲葉配糖体, イソロイシルチロシン, γ-アミノ酪酸, 酢酸, 海苔オリゴペプチド, ローヤルゼリーペプチド, カゼインドデカペプチド, ゴマペプチド, クロロゲン酸類, 大豆ペプチド, モノグルコシルヘスペリジン, ラクトトリペプチド, 燕龍茶フラボノイド	サーデンペプチド加工食品, 乳製品乳酸菌飲料, 清涼飲料水など
ミネラルの吸収を助ける食品		CCM (クエン酸リンゴ酸カルシウム), CPP (カゼインホスホペプチド)	混合果汁入り飲料, 清涼飲料水
ミネラルの吸収を助け, おなかの調子を整える食品		フラクトオリゴ糖, 乳果オリゴ糖	卓上甘味料
骨の健康が気になる方の食品		フラクトオリゴ糖, 大豆イソフラボン, ポリグルタミン酸, ビタミン K_2 (メナキノン-7), MBP (乳塩基性タンパク質), ビタミン K_2 (メナキノン-4), カルシウム【疾病リスク低減】	清涼飲料水, 錠菓 (カルシウム・フラクトオリゴ糖含有食品), 清涼飲料水 (茶系飲料), 豆乳飲料など

(つづく)

表 8.7　特定保健用食品
[資料：(財) 日本健康・栄養食品協会]

ものである (表8.6). このような制度の拡充は, 市場の拡大や消費者のニーズが背景にある.

b. 栄養機能食品

　健康な生活を維持していくのに必要な栄養素を十分摂取できない場合に補給・

表示許可	成分	食品の種類
むし歯の原因になりにくい食品と歯を丈夫で健康にする食品	パラチノースと茶ポリフェノール，マルチトールとパラチノースと茶ポリフェノール，マルチトールと還元パラチノースとエリスリトールと茶ポリフェノール，マルチトール，CPP-ACP（乳たんぱく分解物），キシリトールとフクロノリ抽出物（フノラン）とリン酸-水素カルシウム，リン酸化オリゴ糖カルシウム（POs-Ca），キシリトールと還元パラチノースとリン酸-水素カルシウムとフクロノリ抽出物（フノラン），キシリトールとマルチトールとリン酸-水素カルシウムとフクロノリ抽出物（フノラン），緑茶フッ素	清涼菓子，チューインガム，チョコレートなど
歯ぐきの健康を保つ食品	カルシウムと大豆イソフラボン，ユーカリ抽出物	錠菓，チューインガム
血糖値が気になり始めた方の食品	難消化性デキストリン，グアバ葉ポリフェノール，小麦アルブミン，難消化性再結晶アミロース，L-アラビノース，大麦若葉由来食物繊維，チオシクリトール，ネオコタラノール	粉末清涼飲料，粉末清涼飲料（コーヒー調整品），粉末状スープ，即席みそ汁など
血中中性脂肪が気になる方の食品	EPA*と DHA，グロビン蛋白分解物，ベータコングリシニン，ウーロン茶重合ポリフェノール，難消化性デキストリン，モノグリコシルヘスペリジン，高分子紅茶ポリフェノール	清涼飲料水，炭酸飲料，粉末清涼飲料など
体脂肪が気になる方の食品と内臓脂肪が気になる方の食品	中鎖脂肪酸，茶カテキン，コーヒー豆マンノオリゴ糖，クロロゲン酸類，りんご由来プロシアニジン，ケルセチン配糖体，葛の花エキス，ガセリ菌 SP 株	緑茶（清涼飲料水），清涼飲料水，コーヒー飲料など
血中中性脂肪と体脂肪が気になる方の食品	ウーロン茶重合ポリフェノール	ウーロン茶飲料，清涼飲料水（茶系飲料）
血糖値と血中中性脂肪が気になる方の食品	難消化性デキストリン	食物繊維加工食品，炭酸飲料，粉末清涼飲料（コーヒー調整品），清涼飲料水（茶系飲料）など
体脂肪が気になる方，コレステロールが高めの方の食品	茶カテキン	緑茶（清涼飲料水），カテキン烏龍茶（清涼飲料水）
おなかの調子に気をつけている方，体脂肪が気になる方の食品	コーヒー豆マンノオリゴ糖	清涼飲料水，炭酸飲料，コーヒー飲料
おなかの脂肪，おなか周りやウエストサイズ，体脂肪，肥満が気になる方の食品	葛の花エキス（テクトリゲニン類として）	粉末清涼飲料，粉末清涼飲料（茶系飲料）
肌が乾燥しがちな方の食品	グルコシルセラミド	粉末清涼飲料

＊IPA

補完するために利用する錠剤，カプセル，液体などの食品である．栄養機能食品において，n-3系脂肪酸，ミネラルとしてカルシウム，カリウム，マグネシウム，鉄，亜鉛，銅の6種類，ビタミンとしてビタミンA，D，E，B_1，B_2，B_6，B_{12}，ナイアシン，パントテン酸，葉酸，ビオチン，ビタミンC，ビタミンKの13種類のいずれかについて，国が定めた規格基準（1日あたりの摂取目安量に含まれる栄養成分量の上限値・下限値）に適合すれば，個別審査なしに製造・販売できる（図8.1，図8.2，表8.6）．

　特定保健用食品とちがい，保健用途を表示することはできないが，栄養成分の

機能の表示（例：「ビタミンAは夜間の視力維持を助けるとともに，皮膚や粘膜の健康維持を助ける栄養素です」），1日あたりの摂取目安量，摂取方法，摂取する際の注意事項，栄養素等表示基準値に占める割合などの表示が義務づけられている．許可マークはない．

c. 機能性表示食品

　これまで機能性を表示できる食品は，国が個別に許可した特定保健用食品（トクホ）と国の規格基準に適合した栄養機能食品に限られていたが，機能性をわかりやすく表示した食品の選択肢を増やし，食品の正しい情報を得て選択できるように，機能性表示食品制度が2015（平成27）年4月に創設された．図8.1，図8.2や表8.6に示すように，保健機能食品の一つで，安全性や機能性に関する根拠を消費者庁に届けられたものである．

　名称は，**機能性表示食品**と表示され，定義は，疾病に罹患していない者に対し，機能性関与成分により健康の維持および増進に関し特定の保健目的が期待できることを表示する食品とされている．ただし，対象として未成年，妊産婦（妊娠を計画している人を含む）および授乳婦を除き，保健目的に疾病リスクの低減にかかわるものを除くとされている．義務表示事項として，機能性表示食品であること，科学的根拠を有する機能性関与成分およびその機能性，1日あたりの摂取目安量，その目安あたりの栄養成分量，熱量および機能性成分量，そのほか，機能性および安全性について国による評価を受けたものではないこと，疾病の診断，治療，予防を目的としたものではないことなどが示されていなければならない．必要事項がそろえば，消費者庁に届け出て，業者の責任で表示が可能となる．

　機能性表示食品の実例としては，清涼飲料では表示するおもな機能として「糖の吸収をおだやかにする」や「脂肪の吸収を穏やかにする」などが示される．届け出数は，2020年11月11日時点で3,451件である．消費者には，さまざまな機能性表示食品に対し，その機能性成分や効果などを慎重に見極めることが求められる．

B. 「いわゆる健康食品」

　食品から保健機能食品を除いた「いわゆる健康食品」と呼ばれるもののうち，（財）日本健康・栄養食品協会が，自主的な品質や製品の規格基準を設け，基準に適合した食品に認定マーク（JHFAマーク）を与えているものもある．法令上一般食品と同じ扱いを受け，保健・健康維持を目的とするような表示はできないが，一定の役割を果たしていると考えられる（表8.6）．

　サプリメント，栄養補助食品（「サプリメント」と同義語で用いられる場合もある），スポーツ飲料，ダイエット食品と称される「健康食品」は，法令上，一般食品と同じ扱いを受けているので，医薬品や保健機能食品のような具体的な表示制限はほと

んどなく，体験談や使用前後の図や写真を表示することもできる．

8.4 「健康食品」の安全性の管理と有効性 などの情報

　2003 ～ 2004年に厚生労働省は，「健康食品に係わる制度のあり方に関する検討会」を行った．そのなかで安全性の確保については，「健康食品」に多い錠剤，カプセル状など，成分が濃縮された形状の食品を対象に，「原材料に係る安全性ガイドライン」を作成した．原材料に安全性が確認されていたとしても，濃縮などの工程を経る間に製品の成分の偏りが生じ，必ずしも安全性が保証されているとは限らない．また，有効成分のみならず有害成分（もしあれば）も同時に濃縮されてしまう可能性もあるためである．安全性についてはさらに，「適正製造規範（GMP）ガイドライン」を作成し，製造者に対して，製造工程管理による品質の確保および原材料の安全性確保に自主的に取り組むよう推奨している．「健康食品」の有効性および安全性については，中立的なデータベース（国立健康・栄養研究所）の活用をあげ，消費者に対して「健康食品」を選択する際の参考資料として提供している．

　また，「健康食品」の表示について，消費者の理解が深まるように，消費者庁および厚生労働省には，積極的な啓発を行うことが，要望されている．

問題　食品の表示と規格についての記述である．誤りはどれか．
　　[平成 25 年度栄養士実力認定試験第 10 回問題 30]
（1）生鮮食品での表示では，名称と原産地を記載するのが原則である．
（2）弁当，惣菜には，賞味期限を表示する．
（3）卵，乳，小麦，そば，落花生，エビ，カニの 7 品目には，アレルギー表示義務がある．
（4）栄養表示する場合の必須項目は，熱量，たんぱく質，脂質，炭水化物，ナトリウム（食塩相当量）である．
（5）加工食品の原材料名では，使用した重量の多い順に記載する．

参考書

- 新編食用作物，星川清親著，養賢堂，1980
- 食材図典，小学館，1995
- 新編日本食品事典，杉田浩一ほか編，医歯薬出版，1982
- 丸善食品総合辞典，五十嵐脩ほか編，丸善，1998
- 最新の穀物科学と技術，Y. Pomeranz著，長尾精一訳，パンニュース社，1992
- 米の科学（シリーズ食品の科学），竹生新治郎監，石谷孝佑ほか編，朝倉書店，1995
- おいしいコメはどこがちがうか，農山漁村文化協会編，1992
- 小麦粉の話，製粉振興会編，1986
- 雑穀－その科学と利用，小原哲二郎著，樹村房，1981
- 大豆の科学（シリーズ食品の科学），山内文男ほか編，朝倉書店，1992
- 豆類の栄養と加工，FAO /渡辺篤二ほか監訳，建帛社，1993
- グラフィック100万人の野菜図鑑，野菜供給安定基金著，講談社，1997
- 野菜の科学（シリーズ食品の科学），高宮和彦著，朝倉書店，1993
- 果実の科学（シリーズ食品の科学），伊藤三郎著，朝倉書店，1991
- 海藻の本，西澤一俊ほか著，研成社，1988
- 肉の科学（シリーズ食品の科学），沖谷明紘編，朝倉書店，1996
- 改訂畜産食品－科学と利用－，鴇田文三郎代表，文永堂出版，1990
- 動物資源利用学，伊藤敞敏ほか編，文永堂出版，1998
- 新畜産ハンドブック，扇元敬司ほか編，講談社，1995
- ミルク総合事典，山内邦男ほか編，朝倉書店，1992
- 卵－その化学と加工技術，浅野悠輔ほか著，光琳，1985
- 水産食品学，鴻巣章二ほか編，恒星社厚生閣，1987
- 水産生物化学，山口勝己編，東京大学出版会，1990
- 改訂醸造学，野白喜久雄ほか編，講談社，1993
- 油脂化学入門，黒崎富裕ほか著，産業図書，1995
- 改訂食用油脂－その利用と油脂食品，幸書房，2011
- 調味料・香辛料の事典，福場博保ほか編，朝倉書店，1991
- 香辛料成分の食品機能，岩井和夫ほか編，光生館，1989
- サプリメントと栄養管理　細谷憲政ほか監修・著），日本医療企画，2006
- 栄養補助食品　糸川嘉則著，金芳堂，2006

問題の解答：p.15 (1)，p.20 (4)，p.24 (4)，p.35 (3)，p.37 (2)，p.48 (2)，p.56 (2)，p.60 (2)，p.64 (3)，p.77 (3)，p.88 (4)，p.95 (5)，p.107 (5)，p.125 (1)，p.134 (2)，p.146 (3)，p.158 (4)，p.168 (2)

食べ物と健康，食品と衛生　食品学各論 第4版 索引

編者紹介

小西　洋太郎
　1973年　大阪市立大学家政学部食物学科 卒業
　現　在　大阪市立大学 名誉教授

辻　英明
　1970年　京都大学農学部農芸化学科 卒業
　現　在　岡山県立大学 名誉教授

渡邊　浩幸
　1982年　岩手大学農学部農芸化学科 卒業
　現　在　高知県立大学健康栄養学部 教授

細谷　圭助
　1969 年　兵庫県立兵庫農科大学畜産学科 (現神戸大学農学部) 卒業
　現　在　和歌山大学 名誉教授

NDC 596　　　182 p　　　26 cm

栄養科学シリーズ NEXT

食べ物と健康，食品と衛生　食品学各論　第 4 版
　　2021年 3 月19日　第 1 刷発行
　　2024年 2 月 2 日　第 5 刷発行

編　者　小西洋太郎・辻　英明・渡邊浩幸・細谷圭助
発行者　森田浩章
発行所　株式会社　講談社
　　　　〒 112-8001　東京都文京区音羽 2-12-21
　　　　　　販　売　(03)5395-4415
　　　　　　業　務　(03)5395-3615
編　集　株式会社　講談社サイエンティフィク
　　　　代表　堀越俊一
　　　　〒 162-0825　東京都新宿区神楽坂 2-14　ノービィビル
　　　　　　編　集　(03)3235-3701
本文データ制作
カバー印刷　　株式会社双文社印刷
表紙・本文印刷
製本　　　　　株式会社ＫＰＳプロダクツ

栄養科学シリーズ NEXT

基礎化学 ISBN 978-4-06-155350-7	**運動生理学 第2版** ISBN 978-4-06-155369-9	**栄養教育論実習 第2版** ISBN 978-4-06-155381-1
基礎有機化学 ISBN 978-4-06-155357-6	**食品学** ISBN 978-4-06-155339-2	**栄養カウンセリング論 第2版** ISBN 978-4-06-155358-3
基礎生物学 ISBN 978-4-06-155345-3	**食品学総論 第4版** ISBN 978-4-06-522467-0	**医療概論** ISBN 978-4-06-155396-5
基礎統計学 第2版 新刊 ISBN 978-4-06-533602-1	**食品学各論 第4版** ISBN 978-4-06-522466-3	**臨床栄養学概論 第2版** ISBN 978-4-06-518097-6
健康管理概論 第4版 ISBN 978-4-06-533432-4	**食品衛生学 第4版** ISBN 978-4-06-155389-7	**新・臨床栄養学 第2版** 新刊 ISBN 978-4-06-530112-8
公衆衛生学 第3版 ISBN 978-4-06-155365-1	**食品加工・保蔵学** ISBN 978-4-06-155395-8	**栄養薬学・薬理学入門 第2版** ISBN 978-4-06-516634-5
食育・食生活論 ISBN 978-4-06-155368-2	**基礎調理学** ISBN 978-4-06-155394-1	**臨床栄養学実習 第3版** 新刊 ISBN 978-4-06-530192-0
臨床医学入門 第2版 ISBN 978-4-06-155362-0	**調理学実習 第2版** ISBN 978-4-06-514095-6	**公衆栄養学概論 第2版** ISBN 978-4-06-518098-3
解剖生理学 第3版 ISBN 978-4-06-516635-2	**新・栄養学総論 第2版** ISBN 978-4-06-518096-9	**公衆栄養学 第7版** ISBN 978-4-06-530191-3
栄養解剖生理学 ISBN 978-4-06-516599-7	**基礎栄養学 第4版** ISBN 978-4-06-518043-3	**公衆栄養学実習** ISBN 978-4-06-155355-2
解剖生理学実習 ISBN 978-4-06-155377-4	**分子栄養学** ISBN 978-4-06-155397-2	**地域公衆栄養学実習** ISBN 978-4-06-526580-2
病理学 ISBN 978-4-06-155313-2	**応用栄養学 第6版** ISBN 978-4-06-518044-0	**給食経営管理論 第4版** ISBN 978-4-06-514066-6
栄養生化学 ISBN 978-4-06-155370-5	**応用栄養学実習 第2版** ISBN 978-4-06-520823-6	**献立作成の基本と実践 第2版** 新刊 ISBN 978-4-06-530110-4
生化学 ISBN 978-4-06-155302-6	**運動・スポーツ栄養学 第4版** ISBN 978-4-06-522121-1	
栄養生理学・生化学実験 ISBN 978-4-06-155349-1	**栄養教育論 第4版** ISBN 978-4-06-155398-9	

東京都文京区音羽 2-12-21
https://www.kspub.co.jp/

 KODANSHA

編集 ☎03(3235)3701
販売 ☎03(5395)4415